BestMedDiss

Mit „BestMedDiss" zeichnet Springer die besten Dissertationen im Fachbereich Medizin aus, die an renommierten Universitäten Deutschlands, Österreichs und der Schweiz entstanden sind.
Die mit Bestnote ausgezeichneten Arbeiten wurden durch Gutachter zur Veröffentlichung empfohlen und behandeln aktuelle Themen aus der Medizin.
Die Reihe wendet sich an Praktiker und Wissenschaftler gleichermaßen und soll insbesondere auch Nachwuchswissenschaftlern Orientierung geben.

Nilgün Gedik

Kardioprotektion durch Aktivierung des mitochondrialen Signal Transducer and Activator of Transcription 3 nach ischämischer Postkonditionierung im Schwein

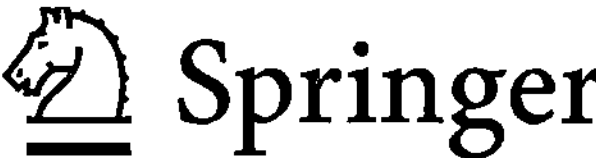

Nilgün Gedik
Universitätsklinikum Essen
Essen, Deutschland

BestMedDiss
ISBN 978-3-658-10660-7   ISBN 978-3-658-10661-4 (eBook)
DOI 10.1007/978-3-658-10661-4

Die Deutsche Nationalbibliothek verzeichnet diese Publikation in der Deutschen Nationalbibliografie; detaillierte bibliografische Daten sind im Internet über http://dnb.d-nb.de abrufbar.

Springer
© Springer Fachmedien Wiesbaden 2015

Gedruckt auf säurefreiem und chlorfrei gebleichtem Papier

Springer Fachmedien Wiesbaden ist Teil der Fachverlagsgruppe Springer Science+Business Media
(www.springer.com)

Geleitwort

zur Inaugural-Dissertation

Kardioprotektion durch Aktivierung des mitochondrialen Signal

Transducer and Activator of Transcription 3 nach ischämischer

Postkonditionierung

im Schwein

von Frau Dipl. Biol. Nilgün Gedik

Die einzige Möglichkeit, Myokardgewebe nach Koronarverschluss vor dem drohenden Infarkt zu retten, besteht in der möglichst raschen Reperfusion des verschlossenen Koronargefäßes. Die Reperfusion als solche ist zwar unerlässlich, fügt aber dem Myokard einen zusätzlichen Reperfusionsschaden zu, der zur letztlichen Infarktgröße wesentlich beiträgt. Dieser Reperfusionsschaden lässt sich verringern, wenn im Myokard ein molekulares Selbstschutzprogramm aktiviert wird. Die Aktivierung eines solchen Selbstschutzprogramms kann durch kurze, dem Infarktgeschehen vorangehende Episoden von Ischämie/Reperfusion (Präkonditionierung) oder in der unmittelbaren Reperfusion erfolgende kurze, wiederholte Koronarverschlüsse (Postkonditionierung) erzielt werden. Die Signalkaskade der Konditionierung ist seit Jahren Gegenstand intensiver Untersuchungen, weil eine gezielte Nutzung endogener Protektionsmechanismen auch für die Therapie des Herzinfarkts hochattraktiv ist. Allerdings bestehen in der Signaltransduktion erhebliche Speciesunterschiede, die die Übertragung auf den Menschen erschweren. Insofern ist die Analyse kardioprotektiver Mechanismen in einem kliniknahen Modell von zentraler Bedeutung. Das Schwein mit akuter Myokardischämie/-reperfusion erfüllt diese Bedingungen in nahezu idealer Weise.

Frau Gedik hat nun am Modell des narkotisierten Schweins mit kontrollierter Myokardischämie und Reperfusion die Signaltransduktion der ischämischen Postkonditionierung untersucht. Sie konnte in der Kombination hämodynamischer, morphologischer, molekularbiologischer und pharmako-logischer Verfahren eine kausale Bedeutung der Aktivierung von STAT 3 für die Reduktion der Infarktgröße durch ischämische Postkonditionierung belegen. In weitergehenden mechanistischen Untersuchungen an isolierten Mitochondrien ex vivo konnte sie eine kausale Bedeutung für eine mitochondriale STAT 3

Aktivierung, die sich in besserer Respiration an Komplex 1 und einer verbesserten Calcium-Kontrolle niederschlägt, dingfest machen. Eine zentrale Bedeutung der Mitochondrien wurde auch in einem weiteren Ansatz, der Hemmung der mitochondrialen Permeabilitäts-Transitions-Pore durch Cyclosporin A, belegt; hier war nicht mehr die Respiration, wohl aber die Calciumkontrolle verbessert – offensichtlich die Endstrecke der Kardio-protektion.

Die Untersuchungen von Frau Gedik sind folgerichtig und konsequent angelegt. Die Methodologie entspricht dem State-of-the-art. Die Ergebnisse sind neu und relevant. Die Dissertation selbst ist präzise geschrieben, Methodik und Daten sind gut dokumentiert. Die Befunde werden kritisch im Kontext der relevanten Literatur diskutiert.

Frau Dr. Gedik gehört ohne Zweifel zum exzellenten wissenschaftlichen Nachwuchs in der Herz- und Kreislaufforschung.

Prof. Dr. med. Dr. h.c. Gerd Heusch, FRCP
Direktor des Instituts für Pathophysiologie
Westdeutsches Herz- und Gefäßzentrum
Universitätsklinikum Essen

Danksagung

Eine wissenschaftliche Arbeit ist nie das Werk einer einzelnen Person, deshalb möchte ich mich bei allen bedanken, die mir die Erstellung meiner Dissertation ermöglicht haben:

Allen voran möchte ich mich ganz herzlich bei Herrn Prof. Dr. G. Heusch für die Vergabe des Themas dieser Arbeit und die Bereitstellung der sehr guten Arbeitsbedingungen am Institut für Pathophysiologie der Universität Duisburg-Essen sowie die jederzeit gewährte wissenschaftliche Unterstützung bedanken.

Für die ausgezeichnete Betreuung meiner Arbeit danke ich herzlich Herrn Priv.-Doz. Dr. A. Skyschally, der mir immer mit Rat und Tat zur Seite gestanden hat.

Ich möchte mich auch ganz herzlich bei allen Mitgliedern des Instituts für Pathophysiologie für die schöne Zeit, die gute und freundliche Arbeitsatmosphäre und für die großzügige Unterstützung bedanken.

Den technischen Mitarbeiterinnen des Instituts für Pathophysiologie, Frau P. Gres und Frau A. van de Sand danke ich für die stets hilfsbereite und angenehme Zusammenarbeit vor allem an den langen tierexperimentellen Arbeitstagen.

Ein besonderer Dank geht an Frau Priv.-Doz. Dr. P. Kleinbongard, die jederzeit eine helfende Hand, Ratschläge und Problemlösungen für mich hatte und es immer wieder geschafft hat, mich wissenschaftlich zu begeistern.

Frau Dr. J. Musiolik und Frau Dr. S. Gent möchte ich herzlich für ihre Unterstützung und die Hilfestellungen beim Erlernen neuer Methoden sowie für die Motivation und schöne Zeit danken.

Den Mitarbeitern Herrn Dr. H. Jastow und Frau D. Schünke des Instituts für Anotomie der Universität Duisburg-Essen danke ich für die Unterstützung und Aufnahme der elektronenmikroskopischen Bilder der Mitochondrien.

Meinen Freunden bin ich von Herzen für die unendliche Unterstützung dankbar, vor allem danke ich Lale Azer und Mücella Kirca für die Aufmunterungen im wissenschaftlichen und im nicht-wissenschaftlichen Alltag.

Und nicht zuletzt danke ich meiner Mama und meinem Bruder, die mir während meines Studiums und bei der Vollendung dieser Arbeit immer beiseite standen und deren Unterstützung und Verständnis mir sehr geholfen und viel Kraft gegebenhaben.

Inhaltsverzeichnis

Geleitwort .... **V**

Danksagung .... **VII**

Inhaltsverzeichnis .... **VIII**

Abkürzungsverzeichnis .... **XI**

1. Einleitung **1**

    1.1 Myokardiale Ischämie/Reperfusion und kardioprotektive Signaltransduktion 1

    1.1.1 Myokardinfarkt und Protektionsmechanismen 1

    1.1.2 Kardioprotektive Signaltransduktion bei schämischer Postkonditionierung 2

    1.1.3 Kardioprotektion durch Cyclosporin A 4

    1.1.4 Das Schwein als klinisch relevantes Modell zur Untersuchung von Ischämie/Reperfusion am Herzen 5

    1.2 Zielsetzung der Dissertation 6

2. Material und Methoden **8**

    2.1 Material 8

    2.1.1 Geräte 8

    2.1.2 Chemikalien 9

    2.1.3 Verbrauchsmaterial 10

    2.1.4 Puffer und Lösungen 11

2.1.5 Antikörper 14

2.2 Methoden 15

2.2.1 Akutversuche am narkotisierten Schwein 15

2.2.1.1 Experimentelle Präparation 15

2.2.2 Versuchsprotokolle 16

2.2.2.1 Ischämische Postkonditionierung 16
2.2.2.2 Schnelle Reperfusion 16
2.2.2.3 Ischämische Postkonditionierung und schnelle
Reperfusion mit JAK/STAT-Blockade 17
2.2.2.4 Cyclosporin A-Infusion 17

2.2.3 Entnahme der Myokardbiopsien 17

2.2.4 Infarktgröße 17

2.2.5 Entnahme der Myokardproben für die
Mitochondrienisolation 17

2.2.5.1 Mitochondrienisolation 18
2.2.5.2 Aufreinigung der Mitochondrien 18

2.2.6 Elektronenmikroskopie 18

2.2.7 Natriumdodecylsulfat-Polyacrylamid-Gelelektrophorese
und Western-Blot-Analysen von Myokardbiopsien
und Mito-chondrien 19

2.2.7.1 Quantifizierung von Western-Blot-Signalen 19

2.2.8 Untersuchung der Mitochondrienfunktion 20

2.2.8.1 Mitochondriale Respiration 20
2.2.8.2 Calcium-Retentionskapazität 20

2.2.9 Statistik 21

3. Ergebnisse..**22**

3.1 Hämodynamik, Infarktgröße, Proteinphosphorylierung und Mitochondrienfunktion... 22

3.1.1 Hämodynamik.. 22

3.1.2 Risikoareal und subendokardiale Durchblutung................. 23

3.1.3 Infarktgröße.. 24

3.1.4 Proteinphosphorylierung.. 25

3.1.4.1 STAT3-Phosphorylierung in Myokardbiopsien nach ischämischer Postkonditionierung und schneller Reperfusion.. 25

3.1.4.2 STAT3-Phosphorylierung in Mitochondrien nach.ischämischer Postkonditionierung und schneller Reperfusion.. 26

3.1.4.3 Phosphorylierung von kardioprotektiven Proteinen im Myokard und in Mitochondrien nach Cyclosporin A-Infusion und schneller Reperfusion 27

3.1.5 Mitochondrienfunktion... 28

3.1.5.1 Mitochondriale Respiration nach ischämischer Postkonditionierung und schneller Reperfusion....... 28

3.1.5.2 Mitochondriale Respiration nach Cyclosporin A-Infusion und schneller Reperfusion..................... 29

3.1.5.3 Calcium-Retentionskapazität nach ischämischer Postkonditionierung und schneller Reperfusion....... 30

3.1.5.4 Calcium-Retentionskapazität nach Cyclosporin A-Infusion und schneller Reperfusion..................... 31

4. Diskussion..**33**

5. Zusammenfassung...**37**

6. Literaturverzeichnis...**39**

Abkürzungsverzeichnis

	µg	Mikrogramm
	µl	Mikroliter
	µm	Mikrometer
A	A. dest.	destilliertes Wasser (*Aqua destillata*)
	Abb.	Abbildung
	ADP	Adenosindiphosphat
	AKT	Proteinkinase B
	AMPK	Adenosinmonophosphat-aktivierte Proteinkinase
	ANOVA	Varianzanalyse (*analysis of variance*)
	ANP	atriales natriuretisches Peptid
	ANT	Adenin-Nukleotid-Translokator
	ATP	Adenosintriphosphat
B	BNP	B-Typ natriuretisches Peptid
	bzw.	Beziehungsweise
C	ca.	Circa
	CAPm	mittlerer koronarer Perfusionsdruck (*mean coronary arterial pressure*)
	CBFm	mittlerer koronarer Einstrom (*mean coronary blood flow*)
	CB-R	Cannabinoid-Rezeptor
	cm	Zentimeter
	CsA	Cyclosporin A
D	DMSO	Dimethylsulfoxid
	dPdtmax	Maximum der ersten Ableitung des LVP
E	EDTA	Ethylendiamintetraacetat
	EGTA	Ethylenglycoltetraessigsäure
	eNOS	endotheliale Stickstoffmonoxid-Synthase
	ERK1/2	extrazellulär regulierte Kinase
	et al.	Und andere *(et alii)*
	EtOH	Ethanol
F	FGF-2	Fibroblasten-Wachstumsfaktor-2
G	G	Gramm, Beschleunigung
	GAPDH	Glycerinaldehyd-3-phosphat-Dehydrogenase
	gp130	Glykoprotein130
	GPCR	G-Protein-gekoppelte Rezeptor
	GSK3β	Glycogen-Synthase-Kinase 3 beta

H	h	Stunde(n)
	H11K	Hitzeschock-Protein 11 Kinase
	HCl	Salzsäure
	HDAC2	Histon-Deacetylase 2
	HF	Herzfrequenz
	H-Puffer	Homogenisierungspuffer
	HRP	Meerrettichperoxidase (*horseradish peroxidase*)
I	i.e.	das heißt (*id est*)
	IGF-1	insulinähnlicher Wachstumsfaktor-1
	IgG	Immunglobulin G
	IL-6	Interleukin-6
	Isch	Ischämie
	IU	internationale Einheit (*international unit*)
J	JAK	Januskinase
K	K_{ATP}	ATP-abhängiger Kaliumkanal
	kDa	Kilodalton
	Kg	Kilogramm
	KON	Kontrollbedingung(en)
	Konz.	Konzentration / konzentriert(e)
L	L	Liter
	LAD	*Left anterior descending*
	LVPmax	maximaler Druck im linken Ventrikel (*maximal left ventricular pressure*)
M	max.	Maximal
	mg	Milligramm
	min	Minute(n)
	ml	Milliliter
	mM	Millimolar
	mmHg	Millimeter Quecksilbersäule (Druckeinheit)
	MnSOD	Mangan-abhängige Superoxid-Dismutase
	MOPS	3-(N-Morpholino)-Propansulfonsäure
	mPTP	Mitochondriale Permeabilitäts-Transitions-Pore
	ms	Maus (*mouse*)
N	N	Anzahl der Tiere
	Na^+/K^+-ATPase	Natrium-Kalium-ATPase
	NaCl	Natriumchlorid
	NaOH	Natriumhydroxid
	^{95}Nb	Niobisotop 95
	NIH	National Institutes of Health

	NIM811	N-methyl-4-Isoleucin Cyclosporin
	NO	Stickstoffmonoxid
	NOS	Stickstoffmonoxid-Synthase
	NPR	natriuretischer Peptidrezeptor
P	P	Irrtumswahrscheinlichkeit
	P38	P38-mitogenaktivierte Proteinkinase
	P70S6K	P70 ribosomale S6 Proteinkinase
	pGC	Peroxisomproliferator-aktivierter-Rezeptor-gamma-Coaktivator
	pH	*pondus Hydrogenii* oder *potentia Hydrogenii*
	PI3K	Phosphatidylinositol-3-Kinase
	PKC	Proteinkinase C
	PKG	Proteinkinase G
	PoCo	Ischämische Postkonditionierung (*postconditioning*)
	PoCo-AG490	Postkonditionierung in Gegenwart der JAK/STAT-Blockade
R	Rb	Kaninchen (*rabbit*)
	Rep	Reperfusion
	RIPC	Ischämische Präkonditionierung auf Distanz (*Remote Ischemic Preconditioning*)
	RISK	*Reperfusion Injury Salvage Kinases*
	RIVA	*Ramus interventricularis anterior*
	ROS	Reaktive Sauerstoffspezies
	^{103}Ru	Rutheniumisotop 103
S	s	Sekunde
	^{46}Sc	Scandiumisotop 46
	SDS	Natriumdodecylsulfat (*Sodium dodecyl sulfate*)
	SDS-PAGE	Natriumdodecylsulfat-Polyacrylamid-Gelelektrophorese
	SERCA2-ATPase	sarkoplasmatische und endoplasmatische Calcium-ATPase
	sGC	lösliche Guanylatcyclase
	SIRT1	Sirtuin-1
	SR	schnelle Reperfusion
	SR-AG490	schnelle Reperfusion in Gegenwart der JAK/STAT-Blockade
	STAT	*Signal Transducer and Activator of Transcription*
T	Tab.	Tabelle

	TBS	Tris-gepufferte Kochsalzlösung (*Tris buffered saline*)
	TBS-T	Tris-gepufferte Kochsalzlösung-Tween
	TM	*Trademark*
	TNF-R	Tumornekrosefaktor-Rezeptor
	TNFα	Tumornekrosefaktor alpha
	TTC	Triphenyltetrazoliumchlorid
U	UCN	Urocortin
V	VDAC	spannungsabhängiger Anionenkanal (*Voltage-dependent anion channels*)
	vs.	gegen, gegenüber gestellt (*versus*)

1   Einleitung

1.1   Myokardiale   Ischämie/Reperfusion   und   kardioprotektive Signaltransduktion

1.1.1   Myokardinfarkt und Protektionsmechanismen

Der akute Myokardinfarkt gehört zu den häufigsten Ursachen von Mortalität und Morbidität in den Industrieländern. Ursächlich dafür ist die Atherosklerose, eine krankhafte Veränderung arterieller Gefäße, die im fortgeschrittenen Verlauf mit der Entstehung von atherosklerotischen Plaques, i.e. Fetteinlagerungen, Verkalkungen, Entzündungen, Blutungen und Nekrosen in den Gefäßwänden, verbunden ist. Die Ruptur eines atherosklerotischen Plaques ist Ursache für den thrombotischen Verschluss eines großen epikardialen Koronargefäßes; in der Folge wird das betroffene Perfusionsareal des Herzens ischämisch. Je nach Dauer und Schweregrad der Ischämie wird das Myokard irreversibel geschädigt. Die einzige Möglichkeit, diesen mit der Zeit fortschreitenden ischämischen Schaden zu begrenzen, ist die rasche Reperfusion des Myokards. Allerdings bewirkt die Reperfusion selbst einen zusätzlichen Gewebsschaden, der auch zur finalen Infarktgröße beiträgt (Heusch, 2004; Yellon *et al.*, 2007; Ovize *et al.*, 2010). Mechanisch kann dieser sogenannte Reperfusionsschaden durch eine intermittierende Reperfusion reduziert werden. Dieser lokale Schutz-mechanismus wurde 2003 erstmals von Zhao *et al.* als ischämische Pos-tkonditionierung (PoCo) beschrieben. Pharmakologisch kann ein Reperfusions-schaden durch die Gabe des Immunsuppressivums Cyclosporin A (CsA) unmittelbar vor Beginn der Reperfusion verringert werden (Hausenloy *et al.*, 2002). CsA hemmt nämlich die Öffnung der mitochondrialen Permeabilitäts-Transitions-Pore (mPTP), die kausal am Reperfusions-schaden beteiligt ist (Heusch *et al.*, 2010). Die Kardioprotektion durch PoCo wurde bei allen bisher untersuchten Spezies (Lim *et al.*, 2007; Skyschally *et al.*, 2009a), einschließlich des Menschen (Staat *et al.*, 2005) bestätigt. Mit Ausnahme von Ratten (De Paulis *et al.*, 2013) reduziert CsA ebenfalls die Infarktgröße bei allen bisher unter-suchten Spezies (Skyschally *et al.*, 2010), inklusive des Menschen (Piot *et al.*, 2008).

1.1.2   Kardioprotektive   Signaltransduktion   bei   ischämischer   Postkonditionierung

Die der Kardioprotektion durch PoCo zu Grunde liegenden Mechanismen sind bislang nicht im Detail geklärt. Aus tierexperimentellen Studien ist bekannt, dass *Trigger* (Autakoide, Wachstumsfaktoren, Zytokine) spezifische membranständige Rezeptoren aktivieren und in der Folge intrazelluläre Signalkaskaden rekrutieren (Heusch *et al.*, 2008a; Abbildung 1.1). Für die Kardioprotektion sind bislang drei unterschiedliche Signalkaskaden beschrieben:

1. Stickstoffmonoxid-(NO-)Proteinkinase G-(PKG-)System:
   Die Aktivierung der endothelialen NO-Synthase (eNOS) steigert die NO-Bildung und aktiviert über die Proteinkinase C (PKC) die PKG (Cohen & Downey, 2007).
2. *Reperfusion-Injury-Salvage-Kinase-*(RISK-)System:
   Über die parallelen Signal-wege von Proteinkinase B (AKT) und der extrazellulär regulierten Kinase (ERK1/2) erfolgt die Phosphorylierung der Glykogensynthase-Kinase-3 beta (GSK3β) (Hausenloy *et al.*, 2005).
3. *Survivor-Activating-Factor-Enhancement-*(SAFE-)System:
   Über Zytokine, u. a. Tumornekrosefaktor alpha (TNFα) wird das Januskinase (JAK)/*Signal Transducer and Activator of Transcription-*(STAT-)System aktiviert (Lacerda *et al.*, 2009).

In der vorliegenden Arbeit steht das SAFE-System im Vordergrund. Das zentrale Element des SAFE-Systems ist der Transkriptionsfaktor STAT3 (Bolli *et al.*, 2001; Lacerda *et al.*, 2009; Bolli *et al.*, 2011). Bei Mäusen wird STAT3 während der myokardialen Ischämie, aber vor allem in der frühen Reperfusionsphase durch Phosphorylierung an $Tyrosin_{705}$ und $Serin_{727}$ aktiviert (McCormick *et al.*, 2006). Bei salin perfundierten Mäuseherzen konnte diese erhöhte STAT3-Phosphorylierung durch PoCo zusätzlich gesteigert werden (Goodman *et al.*, 2008). Ebenfalls an Mäusen verhinderte die pharmakologische Blockade oder die genetische Ausschaltung von myokardialem STAT3 den Schutz gegen Infarzierung durch PoCo (Boengler *et al.*, 2008a; Lacerda *et al.*, 2009). Wie STAT3 die Kardioprotektion vermittelt, wurde hier nicht eindeutig geklärt. In seiner Funktion als Transkriptionsfaktor ist STAT3 nicht schnell genug, um einen Schutz gegen Zelltod innerhalb der ersten Minuten der Reperfusionsphase zu ermöglichen (Hilfiker-Kleiner *et al.*, 2004; Hilfiker-Kleiner *et al.*, 2007; Xuan *et al.*, 2007).

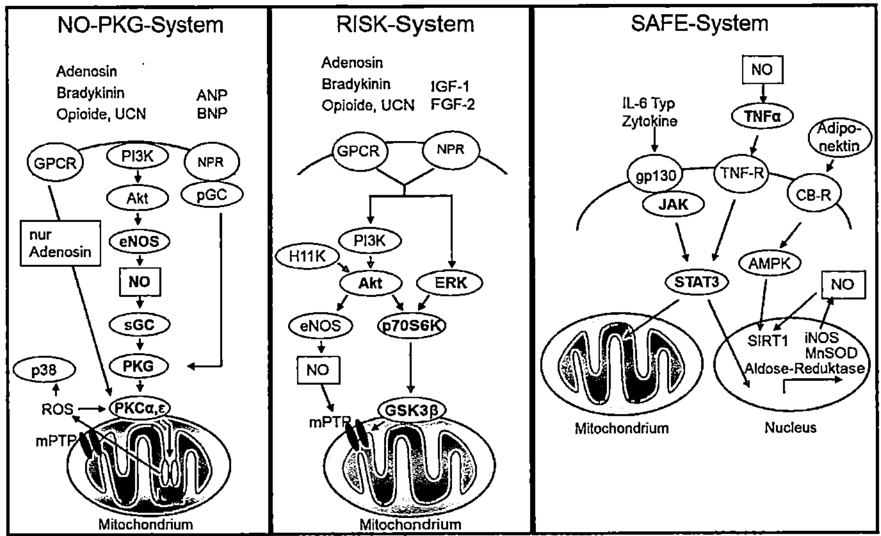

Abb. 1.1: Schematische Darstellung der kardioprotektiven Signaltransduktion (Heusch *et al.*, 2008a). Adenosinmonophosphat-aktivierte Proteinkinase (AMPK), ATP-abhängiger Kaliumkanal (K_{ATP}), atriales natriuretisches Peptid (ANP), B-Typ natriuretisches Peptid (BNP), Cannabinoid-Rezeptor (CB-R), endotheliale Stickstoffmonoxid-Synthase (eNOS), extrazellulär regulierte Kinase (ERK1/2), Fibroblasten-Wachstumsfaktor-2 (FGF-2), Glykogensynthase-Kinase-3 beta (GSK3β), Glykoprotein130 (gp130), G-Protein-gekoppelter Rezeptor (GPCR), Hitzeschock-Protein 11 Kinase (H11K), insulinähnlicher Wachstumsfaktor-1 (IGF-1), Interleukin-6 (IL-6), Januskinase (JAK), lösliche Guanylatcyclase (sGC), Mangan-abhängige Superoxid-Dismutase (MnSOD), mitochondriale Permeabilitäts Transitions-Pore (mPTP), natriuretischer Peptidrezeptor (NPR), p38-mitogenaktivierte Proteinkinase (p38), p70 ribosomale S6 Proteinkinase (p70S6K), Peroxisomproliferator-aktivierter-Rezeptor-gamma-Coaktivator (pGC), Phosphatidylinositol-3-Kinase (PI3K), Proteinkinase B (AKT), Proteinkinase C (PKC), Proteinkinase G (PKG), Reaktive Sauerstoffspezies (ROS), Reperfusion-Injury-Salvage-Kinase (RISK), Signal Transducer and Activator of Transcription 3 (STAT3), Sirtuin-1 (SIRT1), Stickstoffmonoxid (NO), Survivor-Activating-Factor-Enhancement (SAFE), Tumornekrosefaktor alpha (TNFα), Tumornekrosefaktor-Rezeptor (TNF-R), Urocortin (UCN).

Allerdings konnte STAT3 auch in Mitochondrien von Maus- und Ratten-Kardiomyozyten nachgewiesen werden (Wegrzyn *et al.*, 2009; Boengler *et al.*, 2010; Qiu *et al.*, 2011). Die pharmakologische oder die genetische Blockade von myokardialem STAT3 verschlechterte die mitochondriale Komplex I Respiration. An Maus-Kardiomyozyten mit einer Mitochondrien-spezifischen Überexpression von STAT3 konnte eine verbesserte Komplex I Respiration und eine reduzierte Konzentrationen von freien Sauerstoffradikalen während einer simulierten *ex vivo* Ischämie nachgewiesen werden (Szczepanek *et al.*, 2011).

Mitochondrien sind bekannt als mögliche Vermittler und/oder End-Effektoren des Zellschutzes gegen Ischämie-/Reperfusionsschäden (Heusch *et al.*, 2008a). Die Öffnungswahrscheinlichkeit der mPTP ist entscheidend für das Überleben eines Kardiomyozyten während der frühen Reperfusionsphase. An isolierten, salin perfundierten Rattenherzen wurde nachgewiesen, dass die mPTP während der Ischämie geschlossen bleibt und erst in der frühen Reperfusionsphase als Reaktion auf erhöhte Konzentrationen von freien Sauerstoffradikalen und/oder Calcium öffnet (Griffiths *et al.*, 1995). Die mPTP-Öffnung bewirkt einen Anstieg der Permeabilität für Ionen und Moleküle bis zu einem Molekulargewicht von 1,5 kDa (Hunter *et al.*, 1976). Infolgedessen bricht der Protonengradient zusammen, und die treibende Kraft für die mitochondriale Adenosintriphosphat (ATP)-Synthase entfällt. Als Folge des ATP-Mangels in den Kardiomyozyten fällt der Natrium-Calcium-Austauscher aus; dieser Ausfall führt schließlich zum Verlust der Ionenhomöostase der Zelle und zum Zelltod (Crompton, 1999; Halestrap *et al.* 2004). Nach mPTP-Öffnung schwellen die Mitochondrien an, und die Freisetzung proapoptotischer Faktoren wie Cytochrom C leitet den Zelltod ein (Cohen *et al.*, 2008; Heusch *et al.*, 2010). Nach Ischämie/Reperfusion ist die Öffnungswahrscheinlichkeit für die mPTP erhöht. Konsequenterweise kann eine pharmakologische Inhibierung der mPTP-Öffnung mit Beginn der Reperfusion, zum Beispiel durch CsA oder N-methyl-4-Isoleucin Cyclosporin (NIM811), die Infarktgröße nach Ischämie/Reperfusion reduzieren (Argaud *et al.*, 2005; Gomez *et al.*, 2007; Bhamra *et al.*, 2008).

1.1.3   Kardioprotektion durch Cyclosporin A

Ein Schutz durch CsA gegen myokardiale Infarzierung nach Ischämie/ Reperfusion wurde erstmals von Griffiths und Halestrap 1993 beschrieben. Die kardioprotektive Wirkung von CsA wird hauptsächlich mit dessen Einfluss auf die mPTP begründet (Basso *et al.*, 2005; Gomez *et al.*, 2008; Di Lisa *et al.*, 2011). CsA bindet an Cyclophilin D, einen mutmaßlichen Bestandteil der mPTP an der inneren Mitochondrienmembran und inhibiert so die mPTP-Öffnung. Über die Bindung an Cyclophilin A hemmt CsA außerdem die Calcium-abhängige Serin-Threonin-Phosphatase Calcineurin. Als Folge dieser Phosphatase-Hemmung könnte die Phosphorylierung von kardioprotek-tiven Proteinen besser erhalten bleiben. In Ratten-Kardiomyozyten erhöht der selektive Calcineurin-Inhibitor FK506 tatsächlich die Phosphorylierung von AKT (Ni *et al.*, 2007) und ERK1/2 (Ikeda *et al.*, 2006). Die Phosphorylierung von GSK3β wird durch die Behandlung mit CsA oder FK506 in humanen Neuroblastomazellen induziert (Kim *et al.*, 2009).

Auch ein mitochondrialer Schutz kann mit einer Calcineurin-Hemmung assoziiert werden. Calcineurin wurde in der Nähe von Mitochondrien lokalisiert (Li *et al.*, 2002; Heineke *et al.*, 2012) und dephosphoryliert und aktiviert das proapoptotische Protein *Bcl-2 antagonist of cell death* (Bad). Die Stimulation von Ratten-Kardiomyozyten mit dem β-Adrenozeptor-Agonisten Isoproterenol induziert den Zelltod durch Dephosphorylierung von Bad. Sowohl der Zelltod als auch die Bad-Dephosphorylierung werden durch CsA oder durch FK506 inhibiert (Wang *et al.*, 1999). Kardiomyozyten aus insuffizienten Hunde-Herzen weisen nach Behandlung mit CsA eine verbesserte mitochondriale Respiration auf (Sharov, *et al.*, 2007).

1.1.4 *Das Schwein als klinisch relevantes Modell zur Untersuchung von Ischämie/Reperfusion am Herzen*

Kleine Nager sind das häufigste Tiermodell zur Untersuchung von kardio-protektiven Mechanismen. Sie unterscheiden sich sowohl in der Herzfrequenz und der Infarktausbreitung als auch in der protektiven Signaltransduktion von großen Säugern (Skyschally *et al.*, 2009b). Für die vorliegende Arbeit erfolgten deshalb die Untersuchungen an einem *in situ* Schweine-Modell mit Ischämie/Reperfusion. Das Schweineherz ist hinsichtlich der Herzgröße, der Gefäß-anatomie und der Herzfrequenz und auch im Hinblick auf die kollaterale Blutversorgung sowie die räumliche und zeitliche Infarktentwicklung dem menschlichen Herzen ähnlich (Schaper, 1988; Heusch *et al.*, 2011a). In diesem Tiermodell kann der regionale Charakter einer Myokardischämie beim Menschen nahezu identisch nachgestellt werden werden.

1.2   Zielsetzung der Dissertation

Ziel dieser Arbeit ist die Untersuchung der Infarktgrößenreduktion durch PoCo und CsA und die zugrundeliegende Signaltransduktion. Folgende Aspekte sollen näher untersucht werden:

1.   Einfluss von PoCo auf die myokardiale STAT3-Phosphorylierung und die Mitochondrienfunktion:
Bisherige Studien zur Beteiligung von STAT3 an der Kardioprotektion durch PoCo wurden an kleinen Nagern durchgeführt, bei denen eine pharmakologische Blockade oder die genetische Ausschaltung von STAT3 einen PoCo-induzierten Schutz verhinderte und/oder die Mitochondrien-funktion verschlechterte.
Im Rahmen dieser Dissertation soll untersucht werden, ob der Schutz durch PoCo tatsächlich eine vermehrte STAT3-Phosphorylierung und damit Aktivierung induziert und die Mitochondrienfunktion verbessert. Dazu werden die myokardiale STAT3-Phosphorylierung sowie die Mitochondrienfunktion untersucht. Durch pharmakologische Blockade des JAK/STAT-Signalweges soll eine kausale Beteiligung von STAT3 bei der Kardioprotektion durch PoCo nachgewiesen werden.

2.   Einfluss von CsA auf die Phosphorylierung von kardioprotektiven Proteinen und auf die Mitochondrienfunktion:
Es ist unbekannt, ob CsA die Kardioprotektion nur über eine Hemmung der mPTP-Öffnungswahrscheinlichkeit oder auch über eine besser er-haltene Phosphorylierung von kardioprotektiven Proteinen und somit über eine verbesserte mitochondriale Respiration vermittelt.
Untersucht werden soll, ob CsA *in vivo* den Schutz nicht nur über die Hemmung der mPTP, sondern auch über eine erhöhte Phosphorylierung von kardioprotektiven Proteinen sowie einer verbesserten Mitochondrien-funktion vermittelt.

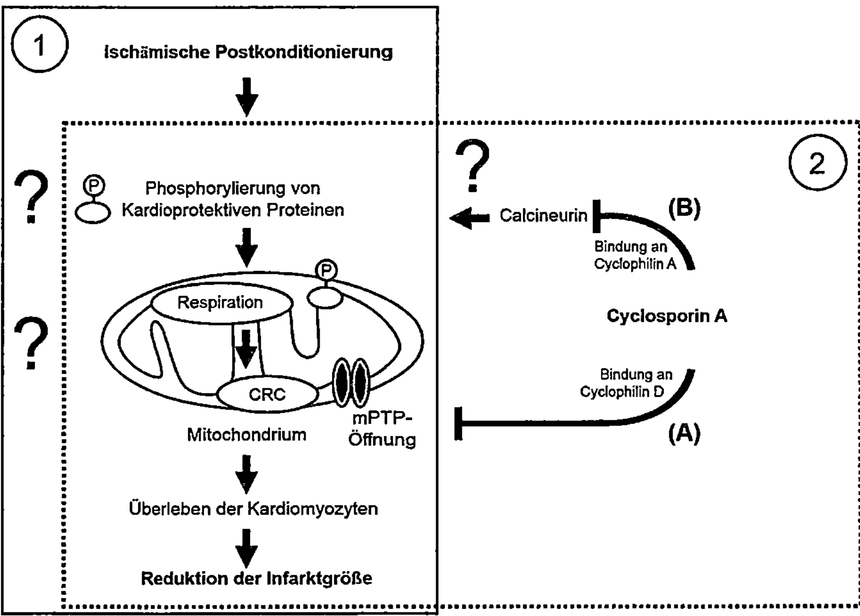

Abb. 1.2: Schematische Darstellung der potentiellen Mechanismen der Kardioprotektion nach Ischämie/Reperfusion durch ischämische Postkonditionierung ① oder durch Cyclosporin A ② über die direkte Hemmung der mitochondrialen Permeabilitäts-Transitions-Pore (mPTP)-Öffnung und dadurch erhöhte Calcium-Retentionskapazität (CRC) (A) oder durch die Calcineurin-Hemmung (B).

2   Material und Methoden

2.1   Material

2.1.1   Geräte

Acht-Kanal-Recorder MK 200A	Gould, Cleveland, OH, USA
Blutgasanalysegerät ABL 510	Radiometer, Copenhagen, DK
Gamma-Zähler Wizard 2480	PerkinElmer, Waltham, MA, USA
Gel- und Blottingkammersystem Criterion™ XT	Bio-Rad, Hercules, CA, USA
Gewebezerkleinerer Ultra-Turrax	IKA, Staufen, DE
Heizblock MHR 13	HLC, Pforzheim, DE
Hypercassette™ RPN 13642	Amersham LifeScience
Messkammer für mitochondriale Respiration Mitocell S200	Strathkelvin, Glasgow, UK
Micromanometer P5	Konigsberg, Pasadena, CA, USA
Mikrotestplatten-Leser ELISA Model 680	Bio-Rad, Hercules, CA, USA
Narkosegerät Sulla 808	Dräger, Lübeck, DE
pH-Elektrode Blue Line 15 pH	Schott Instruments, Mainz, DE
pH-Meter Accumet Basic	Fisher Scientific, Schwerte, DE
Pipetten	Eppendorf, Hamburg, DE
Reinstwasseranlage Milli-Q Advantage A 10	Millipore, Schwalbach, DE
Rollerpumpe Masterflex L	Cole-Parmer Instruments, Vernon Hills, IL, USA
Ultraschall-Desintegrator D-450	Branson, Danbury, CT, USA
Ultrazentrifuge M120SE	Thermo Scientific, Waltham, MA, USA
Vortex MS1 Minishaker	IKA, Staufen, DE
Waagen 770	Kern, Balingen, DE
P1000N	Mettler, Gießen, DE
Zentrifuge 5702R	Eppendorf, Hamburg, DE

2.1.2 Chemikalien

2-Mercapto-ethanol	Sigma-Aldrich, St. Louis, MO, USA
3-(N-Morpholino)-Propansulfonsäure (MOPS)	Sigma-Aldrich, St. Louis, MO, USA
Adenosindiphosphat (ADP)	Sigma-Aldrich, St. Louis, MO, USA
Albumin Standard	Thermo Scientific, Waltham, MA, USA
Alkohole (Ethanol (EtOH), Methanol (MeOH))	Sigma-Aldrich, St. Louis, MO, USA
Calcium green-5N	Invitrogen, Darmstadt, DE
Calciumchlorid (CaCl$_2$)	Sigma-Aldrich, St. Louis, MO, USA
Carbonylcyanid-p-trifluor-methoxyphenyl-hydrazon (FCCP)	Sigma-Aldrich, St. Louis, MO, USA
Cyclosporin A	Sandoz, Holzkirchen, DE
DC Protein Assay	Bio-Rad, Hercules, CA, USA
Dextran 40	Roth, Karlsruhe, DE
Dimethylsulfoxid (DMSO)	Sigma-Aldrich, St. Louis, MO, USA
Entwickler Neutrol WA	Agfa, Mortsel, BE
Dinatriumhydrogenphosphat (Na$_2$HPO$_4$)	Sigma-Aldrich, St. Louis, MO, USA
Enfluran	ABCR, Karlsruhe, DE
Ethylendiamintetraacetat (EDTA)	Sigma-Aldrich, St. Louis, MO, USA
Ethylenglycoltetraessigsäure (EGTA)	Sigma-Aldrich, St. Louis, MO, USA
Glutaminsäure (Glutamat)	Sigma-Aldrich, St. Louis, MO, USA
Härtelösung für Fixierbäder	AdefoChemie, Dietzenbach, DE
Hydroxyethylpiperazin-Ethansulfonsäure (HEPES)	Serva, Oftringen, CH
Kaliumchlorid (KCl)	Sigma-Aldrich, St. Louis, MO, USA
Kaliumdihydrogenphosphat (KH$_2$PO$_4$)	Sigma-Aldrich, St. Louis, MO, USA
Ketamin-Hydrochlorid	Sanofi-Ceva, Düsseldorf, DE
Kochsalzlösung	B. Braun, Melsungen, DE
L-Ascorbinsäure (Ascorbat)	Sigma-Aldrich, St. Louis, MO, USA
Magnesiumchlorid (MgCl$_2$)	Sigma-Aldrich, St. Louis, MO, USA
Malinsäure (Malat)	Sigma-Aldrich, St. Louis, MO, USA
Milchpulver (Blotting Grade Blocker)	Bio-Rad, Hercules, CA, USA
Natriumazid (NaN$_3$)	Sigma-Aldrich, St. Louis, MO, USA
Natriumchlorid (NaCl)	Sigma-Aldrich, St. Louis, MO, USA
Natriumdodecylsulfat (SDS)	Serva, Oftringen, CH
Natrium-Heparin	Ratiopharm, Ulm, DE
NuPAGE Transferpuffer (20x)	Invitrogen, Carlsbad, CA, USA

Osmiumtetroxid	Sigma-Aldrich, St. Louis, MO, USA
Percoll	GE Healthcare, Buckinghamshire, UK
Ponceau S-Lösung	Serva, Oftringen, CH
Probenpuffer XT (4x)	Bio-Rad, Hercules, CA, USA
Complete Protease Inhibitor	Roche, Basel, CH
Proteinstandard Precision Plus	Bio-Rad, Hercules, CA, USA
Reduktionsmittel XT (20x)	Bio-Rad, Hercules, CA, USA
Rinderserumalbumin (BSA)	Sigma-Aldrich, St. Louis, MO, USA
Rotenon	Sigma-Aldrich, St. Louis, MO, USA
Salzsäure (HCl)	Sigma-Aldrich, St. Louis, MO, USA
Silberchlorid	Sigma-Aldrich, St. Louis, MO, USA
Substrat LumiGLO® Reagent (20x)	Cell Signaling, Danvers, MA, USA
Substrat SuperSignal West Femto	Thermo Scientific, Waltham, MA, USA
Succinylsäure (Succinat)	Sigma-Aldrich, St. Louis, MO, USA
Sucrose	MP Biomedicals, Solon, OH, USA
Tetramethylphenylendiamin (TMPD)	Sigma-Aldrich, St. Louis, MO, USA
Thiopental	Inresa, Freiburg, DE
Triphenyltetrazoliumchlorid (TTC)	Sigma-Aldrich, St. Louis, MO, USA
Tris-Base (Tris)	Sigma-Aldrich, St. Louis, MO, USA
Tween 20	Bio-Rad, Hercules, CA, USA
Zellyse-Puffer (10x)	Cell Signaling, Danvers, MA, USA

2.1.3   Verbrauchsmaterial

Cryoröhrchen	VWR international, West Chester, PA, USA
Filter-Papier für das Western-Blotting	Schleicher & Schuell, Dassel, DE
Gele Criterion^{TM} XT (10% Bis-Tris)	Bio-Rad, Hercules, CA, USA
Hyperfilm ECL	Amersham, Brüssel, BE
Mikrosphären (^{103}Ru, ^{95}Nb, ^{46}Sc)	PerkinElmer, Waltham, MA, USA
Mikrotiterplatten	Kisker, Steinfurt, DE
Nahtmaterial	Mectron, Köln, DE
Nitocellulose Membranen (0,2 μm)	Bio-Rad, Hercules, CA, USA
Pipettenspitzen	Eppendorf, Hamburg, DE
	Roth, Karlsruhe, DE
	Biozym, Balingen, DE
Reaktionsgefäße (0,5 ml, 1,5 ml, 2 ml)	Eppendorf, Hamburg, DE
Schläuche	Masterflex, Gelsenkirchen, DE
Spritzen	B. Braun, Melsungen, DE

Teflonmembranen   Strathkelvin, Glasgow, UK
Zentrifugengefäße (14 ml, 50 ml)   Kisker, Steinfurt, DE

2.1.4   Puffer und Lösungen

<u>Puffer und Lösungen für Akutversuche am narkotisierten Schwein</u>
TTC-Färbelösung:
Natriumphosphat-Puffer:

5,2	mM	ortho-Phosphorsäure
130	mM	NaOH Plätzchen
0,6	µM	Dextran T 40

mit NaOH pH = 7,4 eingestellt

Färbelösung:

12,8	mM	TTC in Natriumphosphat-Puffer

JAK/STAT-Inhibitor:

25	mg	AG490 in 500 µl DMSO

CsA-Infusion:

5	mg/kg	in 20 ml physiologischer Kochsalzlösung

<u>Puffer für die Herstellung von Proteinlysaten aus Biopsien und Mitochondrien
des Schweinemyokards</u>
Homogenisierungspuffer (H-Puffer):

1 x	Protease-Inhibitorlösung
1 x	Zellyse-Puffer

<u>Puffer und Lösungen für SDS-PAGE und Western-Blot-Analysen</u>
MOPS-Laufpuffer:

100	mM	MOPS
100	mM	Tris Base
7	mM	SDS
20,5	mM	EDTA

Transferpuffer:
      1 x   NuPAGE Transfer Buffer
      20 %   Methanol
Tris-gepufferte Kochsalzlösung (TBS)-Puffer:
      10   mM   Tris
      150   mM   NaCl
mit konz. HCl pH = 7,6 eingestellt
Gebrauchslösung (TBS-T):
      0,1 %   Tween-20 in TBS

Blockierlösung:
      5 %   Milchpulver in TBS-T

Stripping-Puffer:
      62,5   mM   Tris pH 6,8
      2   %   SDS
      100   mM   Mercaptoethanol
mit konz. HCl pH = 6,8 eingestellt

<u>Puffer und Lösungen für die Mitochondrienisolation</u>
Mitochondrienpuffer:
      250   mM   Sucrose
      10   mM   HEPES
      1   mM   EGTA
      mit Tris pH = 7,4 eingestellt

BSA-Puffer:
      0,5   %   BSA in Mitochondrienpuffer

Percoll-Lösung:
      30   %   Percoll in Mitochondrienpuffer

<u>Puffer und Lösungen für die Messung der Mitochondrienfunktion</u>
Elektrolytlösung:
      300   mM Na_2HPO_4
      200   mM KH_2PO_4
      140   mM   KCl
                           AgCl gesättigt
      0,1   %   Na

Inkubationspuffer Glutamat/Malat:

125	mM	KCl
5/5	mM	Glutamat/Malat
10	mM	MOPS
5	mM	KH_2PO_4
5	mM	$MgCl_2$
20	µM	EGTA

mit Tris pH = 7,4 eingestellt

Inkubationspuffer Succinat:

125	mM	KCl
5	mM	Succinat
10	mM	MOPS
5	mM	KH_2PO_4
5	mM	$MgCl_2$
20	µM	EGTA

mit Tris pH = 7,4 eingestellt

Stocklösungen für Mitochondrienfunktionsmessung und entsprechende Lösungsmittel:

500	µM	Rotenon	in EtOH
100	mM	ADP	in A. dest.
150	mM	TMPD	in DMSO
500	mM	Ascorbat	in A. dest.
5	µM	FCCP	in EtOH

2.1.5 Antikörper

Tab. 2.1: Übersicht über die verwendeten Primärantikörper bei der Western-Blot-Analyse

Antikörper	Wirt	Phosphorylierungs-stelle	Vertreiber	Verdünnung
Anti-Phospho-STAT3	Kaninchen	Tyrosin 705	Cell Signaling	1:250
Anti-Phospho-STAT3	Kaninchen	Serin 727	Cell Signaling	1:250
Anti-STAT3	Kaninchen	----------	Cell Signaling	1:250
Anti-Phospho-AKT	Kaninchen	Serin 473	Cell Signaling	1:500
Anti-AKT	Kaninchen	----------	Cell Signaling	1:500
Anti-Phospho-ERK1/2	Maus	Tyrosin 204	Santa Cruz	1:500
Anti-ERK1/2	Maus	----------	R&D Systems	1:500
Anti-Phospho-GSK3β	Kaninchen	Serin 9	Cell Signaling	1:500
Anti-GSK3β	Maus	----------	BD Transduction	1:1000
Anti-Phospho-eNOS	Kaninchen	Serin 1177	Cell Signaling	1:250
Anti-eNOS	Kaninchen	----------	Cell Signaling	1:250
Anti-(Na+/K+)-ATPase	Maus	----------	Upstate	1:1000
Anti-(SERCA2)-ATPase	Maus	----------	Sigma	1:1000
Anti-HDAC2	Kaninchen	----------	Abcam	1:10000
Anti-GAPDH	Maus	----------	Hytest	1:2500
Anti-MnSOD	Kaninchen	----------	Millipore	1:1000

Tab. 2.2: Übersicht über die verwendeten Sekundärantikörper bei der Western-Blot-Analyse

Antikörper/Serum	Wirt	Abkürzung	Hersteller	Verdünnung
Peroxidase-konjugierter anti-Maus IgG	Pferd	HRP-anti-ms	Cell Signaling	1:4000
Peroxidase-konjugierter anti-Kaninchen IgG	Ziege	HRP-anti-rb	Cell Signaling	1:4000

2.2 Methoden

2.2.1 Akutversuche am narkotisierten Schwein

Die Genehmigung für das Versuchsprotokoll erfolgte durch das Bioethik-Komitee des Regierungsbezirks Düsseldorf (Aktenzeichen 8.87-50.10.34.09. 040). Die Durchführung der Tierversuche entsprach den Leitlinien der *National Institutes of Health* (85-23) in der revidierten Version von 1996.

2.2.1.1 Experimentelle Präparation

Männliche Göttinger Minischweine mit einem Gewicht von 20-40 kg wurden nach Sedierung durch Ketamin-Hydrochlorid (1 g intramuskulär) mit Thiopental (500 mg intravenös) narkotisiert. Nach der Tracheotomie und der Intubation erfolgte die Beatmung über ein Narkosegerät. Die Narkose wurde mit Enfluran (1-1,5 %) in einem Sauerstoff/Stickstoff-Gemisch (40:60 %) aufrechterhalten. Beide Karotiden wurden mit Polyethylen-Kathetern kanüliert: über einen Katheter wurde der arterielle Blutdruck gemessen, über den anderen Katheter erfolgte die Blutversorgung eines extrakorporalen Perfusionssystems. Eine Jugularis-Vene wurde kanüliert, um eine Volumensubstitution mittels vorgewärmter 0,9 %iger Kochsalzlösung zu ermöglichen. Durch eine links-laterale Thorakotomie im vierten Interkostalraum wurde das Herz freigelegt. Der linksventrikuläre Druck wurde über ein Mikromanometer im linken Ventrikel, das durch den Apex implantiert wurde, gemessen. Etwa 1,5 cm des *Ramus interventricularis anterior* (RIVA) der linken Koronararterie wurden frei präpariert. Nach Antikoagulation mit 20.000 IU Natrium-Heparin wurde der RIVA ligiert, kanüliert und mittels eines extrakorporalen Perfusionssystems, bestehend aus einer Rollerpumpe, einem Windkessel und einem Zugang für die Injektion von Mikrosphären, perfundiert. Der koronare Perfusionsdruck wurde mit einem elektronischen Druckaufnehmer an der Spitze der Perfusionskanüle gemessen. Um eine Hypoperfusion zu vermeiden, wurde der minimale Perfusionsdruck durch Justierung der Geschwindigkeit der Rollerpumpe vor Beginn des Versuchsprotokolls über 75 mmHg gehalten. Nach Messung der

systemischen Hämodynamik sowie der regionalen myokardialen Durchblutung
unter Kontrollbedingungen wurde das Perfusionsareal des RIVA einer Ischämie
unterzogen, indem der koronare Einstrom auf ca. 10 % des koronaren Einstroms
unter Kontrollbedingungen reduziert wurde. Nach 5 min Ischämie wurden die
myokardiale Durchblutung und die Hämodynamik ein weiteres Mal gemessen.
Nach 90 min Ischämie wurde das Myokard je nach Protokoll für bis zu 120 min
reperfundiert. Für die Messung der regionalen myokardialen Durchblutung im
Perfusionsareal wurden radioaktiv markierte Mikrosphären (Durchmesser: 15
μm; ^{103}Ru, ^{95}Nb oder ^{46}Sc) in den extrakorporalen Perfusionskreislauf injiziert.
Während des gesamten Versuchsprotokolls wurden zur Kontrolle die arteriellen
Blutgaswerte gemessen und durch Anpassung der Atmung und intravenöse
Natriumbicarbonat-Infusion konstant gehalten. Die systemische Hämodynamik
(Herzfrequenz, maximaler Druck im linken Ventrikel, Maximum der ersten
Ableitung des linksventrikulären Drucks, mittlerer koronarer Perfusionsdruck,
mittlerer koronarer Einstrom) wurde mittels CORDAT II Software gemessen
(Skyschally *et al.*, 1993).

2.2.2   Versuchsprotokolle

Für die Ermittlung der Infarktgröße und die Untersuchung der Mitochondrien-
funktion wurde das Versuchsprotokoll zu verschiedenen Zeitpunkten der
Reperfusion beendet: für die Bestimmung der Infarktgröße und die Messung der
Proteinphosphorylierung im Zeitverlauf wurden die Versuche nach 120 min
Reperfusion terminiert. Für die Untersuchung der Proteinphosphorylierung in
Mitochondrien und der Mitochondrienfunktion erfolgte die Beendigung des
Versuchs nach 10 min Reperfusion.

2.2.2.1 Ischämische Postkonditionierung

Nach 90 min Ischämie erfolgte das PoCo-Manöver mit jeweils 6 x 20 s Re-
Okklusions- und Reperfusionszyklen. Anschließend wurde das Myokard
dauerhaft reperfundiert.

2.2.2.2 Schnelle Reperfusion

Für eine schnelle vollständige Reperfusion (SR) wurde der Perfusionsdruck
während der Reperfusion so eingestellt, dass er dem Perfusionsdruck unter
Kontrollbedingungen entsprach.

2.2.2.3 Ischämische Postkonditionierung und schnelle Reperfusion mit JAK/STAT-Blockade

Um den JAK/STAT-Signalweg zu blockieren, wurden Reperfusionsprotokolle wie unter Punkt 2.2.2.1 bzw. 2.2.2.2 beschrieben durchgeführt, bei denen eine intrakoronare Infusion von AG490 (9 µg/min/kg, mit 1 mg/kg Totaldosis) erfolgte. Die Infusion wurde 10 min vor Beginn der Ischämie begonnen und bis zum Ende der Reperfusion fortgeführt.

2.2.2.4 Cyclosporin A-Infusion

Bei 85 min Ischämie erfolgte eine intravenöse Infusion von CsA (5 mg/kg in 20 ml physiologischer Kochsalzlösung). Nach 90 min Ischämie erfolgte eine SR wie in 2.2.2.2 beschrieben. Die Daten der SR dienten als Kontrolle.

2.2.3 Entnahme der Myokardbiopsien

Unter Kontrollbedingungen und zu den Zeitpunkten 85 min Ischämie, 5, 10, 30 und 120 min Reperfusion wurden transmurale Biopsien mit einem Gewicht von 10-20 mg aus dem Risikoareal entnommen, kurz in physiologischer Kochsalzlösung gespült, sofort in flüssigem Stickstoff eingefroren und für spätere Analysen bei -80 °C gelagert.

2.2.4 Infarktgröße

Für die Bestimmung der Infarktgröße wurde das Herz am Ende des Experiments entnommen, in 5 transversale Scheiben geschnitten und mit TTC-Färbelösung gefärbt. Durch die TTC-Färbung war das infarzierte Myokard von vitalem Gewebe abgegrenzt. Der Anteil von infarziertem Myokard wurde als prozentualer Anteil des Risikoareals bestimmt. Die Größe des Risikoareals wurde dabei mittels Mikrosphären-Technik bestimmt (Heusch *et al.*, 2008b) und als prozentualer Anteil des linken Ventrikels angegeben.

2.2.5 Entnahme der Myokardproben für die Mitochondrienisolation

Für die Isolierung von Mitochondrien wurde nach 10 min Reperfusion das ischämisch/reperfundierte Gebiet mit eiskalter physiologischer Kochsalzlösung reperfundiert, um das Risikoareal zu markieren. Anschließend wurden größere Myokardproben (ca. 6-10 g) aus dem Risikoareal sowie aus der Hinterwand des linken Ventrikels, die als Kontrolle diente, entnommen.

2.2.5.1 Mitochondrienisolation

Die Aufarbeitung der Proben erfolgte auf Eis, und alle Zentrifugationsschritte wurden bei 4 °C durchgeführt. Zunächst wurden die entnommenen Myokardstücke von Klappen-resten, sichtbaren Gefäßen sowie von Fettgewebe befreit. Mit einer Schere wurden die Myokardproben in BSA-Puffer zerkleinert und anschließend gespült, bis der Überstand klar war. Mit einem Gewebezerkleinerer wurde das Gewebe homogenisiert und für 10 min bei 700 g zentrifugiert. Der mitochondrienhaltige Überstand wurde für 10 min bei 12.500 g pelletiert. Der Überstand wurde verworfen, das Pellet in Mitochondrienpuffer aufgenommen und für 5 min bei 9.000 g zentrifugiert. Das Pellet wurde erneut mit Mitochondrienpuffer gewaschen und für weitere 5 min bei 9.000 g zentrifugiert. Anschließend wurde das Pellet in einem kleineren Volumen Mitochondrienpuffer (ca. 100 µl/g Myokardgewebe) aufgenommen und die Proteinkonzentration der Mitochondrien-suspension nach Lowry mit einem Biorad-Kit bestimmt (Lowry *et al.*, 1951).

2.2.5.2 Aufreinigung der Mitochondrien

Für die Herstellung von Proteinlysaten aus Mitochondrien wurde die unter 2.2.5.1 gewonnene Mitochondriensuspension über eine Percoll-Dichtegradientenzentrifugation aufgereinigt. Die Mitochondriensuspension wurde auf eine 30%ige Percoll-Lösung geschichtet und für 30 min bei 35.000 g zentrifugiert. Von den entstandenen zwei Ringen wurde der untere Ring aufgenommen, 5 min bei 9.000 g pelletiert, in Mitochondrienpuffer resuspendiert und erneut 5 min bei 9.000 g zentrifugiert. Das mitochondriale Pellet wurde für spätere Analysen bei -80 °C gelagert.

2.2.6 Elektronenmikroskopie

Für die Bewertung der Reinheit der aufgereinigten Mitochondrien wurden elektronenmikroskopische Bilder aufgenommen. Aufgereinigte Mitochondrien wurden in Glutaraldehyd fixiert, mit Osmiumtetroxid kontrastiert und in Epon eingebettet. Die Schnitte (60 nm Schichtdicke) wurden mit Uranylacetat und Citrat kontrastiert und an einem Zeiss EM902 Elektronenmikroskop untersucht (Carl Zeiss NTS GmbH, Oberkochen, Germany).

2.2.7   Natriumdodecylsulfat-Polyacrylamid-Gelelektrophorese und Western-Blot Analysen von Myokardbiopsien und Mitochondrien

Alle folgenden Schritte fanden bei 4 °C statt. Zur Herstellung von Proteinlysaten aus den Myokardbiopsien wurden diese in H-Puffer homogenisiert. Nach Sonifizieren (dreimal 10 s mit 10 % Ausgabeleistung) und Zentrifugation für 10 min bei 14.000 g wurde die Proteinkonzentration des Überstandes ermittelt. Zur Herstellung von Proteinlysaten aus Mitochondrien wurde das mitochondriale Pellet (siehe 2.2.5.2) in H-Puffer aufgenommen. Nach 1 h und mehrmaligem Vermischen erfolgte eine Zentrifugation für 10 min bei 14.000 g. Für beide Probenarten wurde die Proteinkonzentration des Überstandes nach Lowry bestimmt (Lowry *et al.*, 1951). Anschließend wurden 20 µg (Biopsien) oder 100 µg (Mitochondrien) Protein mittels 10%iger Natriumdodecylsulfat-Polyacryl-amid-Gel-elektrophorese (SDS-PAGE) aufgetrennt und auf eine Nitrocellulose-membran transferiert. Unspezifische Bindungsstellen auf der Membran wurden mit Blockierlösung geblockt. Zur Untersuchung der Proteinphosphorylierung wurde das zu untersuchende Protein auf der Membran spezifisch mit einem Primärantikörper, der gegen die phosphorylierte Form gerichtet ist, markiert. Für die Untersuchung der Reinheit der Mitochondrien wurden Primärantikörper eingesetzt, die sich gegen spezifische Proteine von einzelnen Zell-kompartimenten richten. Nach einer weiteren Inkubation mit den entsprechenden Peroxidase-konjugierten Sekundärantikörpern konnte mittels Chemilumineszenz proportional zur Menge des Proteins ein Lichtsignal detektiert werden. Durch „Stripping" bei 55 °C für 5 min wurden die Primär- und Sekundärantikörper von den Proteinen auf der Membran entfernt, und es konnte ein weiterer Primärantikörper aufgebracht werden, der zum Beispiel gegen die entsprechende Gesamtform des analysierten Proteins gerichtet ist.

2.2.7.1 Quantifizierung von Western-Blot Signalen

Für die Quantifizierung der Western-Blot Signale wurde die Software der Firma Scion Corporation® verwendet. Die Signale der phosphorylierten Proteine wurden auf die Signale der entsprechenden Protein-Gesamtformen normalisiert. Um den Zeitverlauf der STAT3-Phosphorylierung in einzelnen Tieren miteinander vergleichen zu können, wurden die Proben der Kontrollbedingungen auf einem Gel untersucht. Da keine Unterschiede zwischen den Gruppen (PoCo und SR) in den normalisierten Signalen der Proteine vorlagen, wurden die Werte der Kontrollbedingungen auf 100 % gesetzt.

2.2.8   Untersuchung der Mitochondrienfunktion

2.2.8.1 Mitochondriale Respiration

Die mitochondriale Respiration der unter 2.2.5.1 gewonnenen Mitochondrien-suspension wurde mittels Sauerstoff-Elektrode vom Clark-Typ in einem geschlossenen System bei konstanten 37 °C gemessen. Die Sauerstoff-Elektrode wurde auf einen Löslichkeits-koeffizienten von 216 nmol O_2/ml kalibriert. Für die Messung wurden 50 µg Mitochondrien-Protein in die Messkammer mit 0,5 ml Inkubationspuffer mit den Substraten Glutamat und Malat für den Respirationskomplex I gegeben und der Sauerstoffgehalt in der Kammer kontinuierlich gemessen. Der basale mitochondriale Sauerstoffverbrauch wurde für 3 min gemessen. Anschließend erfolgte die Zugabe von 400 µM ADP für die Messung der ADP-stimulierten Respiration für weitere 3 min. Nach der gleichzeitigen Zugabe von 300 µM TMPD und 3 mM Ascorbat erfolgte die Messung der Komplex IV Respiration für 1 min. Zuletzt wurde nach Zugabe von 30 nM FCCP die maximal entkoppelte Respiration für eine weitere Minute gemessen. Die Messung der Komplex IV Respiration und maximal entkoppelten Respiration diente als Beladungskontrolle für die eingesetzte Mitochondrien-menge.

Die Respirationsmessung wurde anschließend unter Verwendung des Respirationskomplex II-Substrates Succinat und des Komplex I-Inhibitors Rotenon wiederholt. Zusätzlich wurden Messungen in Anwesenheit des STAT3-Blockers Stattic (100 µM) durchgeführt.

2.2.8.2 Calcium-Retentionskapazität

Die mPTP-Öffnungswahrscheinlichkeit wird mittels Messung der Calcium-Retentionskapazität bestimmt. Die mitochondriale Calcium-Retentionskapazität wurde mit 100 µg Mitochondrien-Protein in 1 ml Inkubationspuffer (ohne EGTA) bei 37 °C unter Verwendung der Substrate Glutamat und Malat für den Respirationskomplex I und 400 µM ADP mittels eines Spektrophotometers gemessen. Die Messung erfolgte mit dem Fluoreszenz-Farbstoff Calcium green-5N (0,5 µmol/l; Extinktion 500 nm/ Emission 535 nm) als Indikator für die extramitochondriale Calciumkonzentration. Für die Messung wurden die Mitochondrien minütlichen 5 nM $CaCl_2$-Pulsen ausgesetzt. Dabei stieg die extramitochondriale Calciumkonzentration bei der Zugabe von $CaCl_2$ zunächst an und nahm nach der Aufnahme des Calciums durch die Mitochondrien wieder ab. Das minütliche Pulsen folgte solange, bis keine mitochondriale Calciumaufnahme zu detektieren war und ein schneller Anstieg der extra-mitochondrialen Calciumkonzentration als Zeichen der mPTP-Öffnung gemessen wurde. Zusätzlich wurde die Calcium-Retentionskapazität in Anwesenheit des STAT3-Blockers Stattic (100 µM) gemessen.

2.2.9 Statistik

Daten sind als Mittelwerte ± Standardfehler angegeben. Hämodynamische Daten: Herzfrequenz, maximaler Druck im linken Ventrikel, Maximum der ersten Ableitung des linksventrikulären Drucks, mittlerer koronarer Perfusionsdruck, mittlerer koronarer Einstrom sowie die Zeitverläufe der STAT3-Phosphorylierung wurden mit Hilfe einer Zwei-Wege-ANOVA (Zeit, Gruppe) analysiert. Mittels Post Hoc-Tests wurden Einzelvergleiche durchgeführt. Respiration und Calcium-Retentionskapazität von Mitochondrien des Risikoareals wurden zwischen PoCo und SR bzw. zwischen CsA und SR mittels univariater ANOVA mit den jeweiligen Daten der Mitochondrien der nichtischämischen Hinterwand als intraindividuelle Kontrolle verglichen. Das Risikoareal und die Infarktgröße wurden mittels Ein-Wege-ANOVA untersucht. Die mitochondriale STAT3-Phosphorylierung nach PoCo und SR sowie die Phosphorylierung von AKT, ERK1/2, GSK3β und STAT3 nach CsA und SR wurden mittels Student′s t-test verglichen. Unterschiede zwischen den Mittelwerten wurden ab einem p-Wert $<0{,}05$ als signifikant eingestuft.

3 Ergebnisse

3.1 Hämodynamik, Infarktgröße, Proteinphosphorylierung und Mitochondrienfunktion

3.1.1 Hämodynamik

Die systemische Hämodynamik war unter Kontrollbedingungen, während der Ischämie (nach 5 und 85 min) und während der Reperfusion (10, 20, 30, 60 und 120 min) nicht unterschiedlich zwischen den Gruppen PoCo, SR sowie zwischen PoCo mit AG490 (PoCo-AG40) und SR mit AG490 (SR-AG490). Zwischen den Gruppen CsA und SR gab es ebenfalls keine Unterschiede in der Hämodynamik (Tab. 3.1; Skyschally *et al.* 2010).

Tab. 3.1: Systemische Hämodynamik. A: Ischämische Postkonditionierung (PoCo), schnelle Reperfusion (SR) B: PoCo (PoCo-AG490) oder SR (SR-AG490) mit Blockade des JAK/STAT-Signalweges durch AG490 C: Cyclosporin A (CsA). Daten der Hämodynamik nach CsA-Infusion entnommen aus Skyschally *et al.* 2010. KON: Kontrollbedingungen; Isch5/80/85: 5/80/85 min Ischämie; Rep10/20/30/60/120: 10/20/30/60/120 min Reperfusion; HF: Herzfrequenz; LVPmax: Maximaler Druck im linken Ventrikel; dPdtmax: Maximum der ersten Ableitung des LVP; CAPm: mittlerer koronarer Perfusionsdruck; CBFm: mittlerer koronarer Einstrom; * p<0,05 vs. KON; † p<0.05 vs. SR.

		HF [1/min]	LVPmax [mmHg]	dPdtmax [mmHg/s]	CAPm [mmHg]	CBFm [ml/min]
A	KON	97 ± 4	100 ± 2	1383 ± 57	123 ± 3	25,5 ± 1,7
	Isch5	101 ± 5	87 ± 3*	1079 ± 53*	25 ± 2*	2,5 ± 0,2*
PoCo (n=8)	Isch85	103 ± 5	91 ± 3	1171 ± 44	23 ± 1*	2,5 ± 0,2*
	Rep10	109 ± 6	81 ± 6*	1095 ± 139	123 ± 4	59,5 ± 5,0*
	Rep20	113 ± 6*	82 ± 5*	1143 ± 126	112 ± 4	51,0 ± 3,8*
	Rep30	113 ± 6*	78 ± 4*	1130 ± 61	112 ± 3	49,9 ± 4,0*
	Rep60	121 ± 4*	79 ± 3*	1168 ± 117	114 ± 2	46,2 ± 4,6*
	Rep120	132 ± 7†*	72 ± 5	1138 ± 106	109 ± 8*	40,6 ± 3,7*
	KON	92 ± 2	95 ± 2	1344 ± 58	119 ± 3	20,3 ± 1,7*
	Isch5	93 ± 1	77 ± 3*	982 ± 54*	23 ± 2*	2,3 ± 0,3*
SR (n=8)	Isch85	102 ± 5	83 ± 4*	1165 ± 88	25 ± 4*	2,3 ± 0,3*
	Rep10	105 ± 7	80 ± 1*	1325 ± 118	113 ± 6	40,4 ± 3,5*
	Rep20	106 ± 5	80 ± 3*	1362 ± 109	109 ± 3	40,2 ± 3,6*
	Rep30	103 ± 5	80 ± 4*	1343 ± 178	119 ± 9	39,9 ± 3,6*
	Rep60	113 ± 4*	78 ± 3*	1448 ± 120	108 ± 4	40,7 ± 3,3*
	Rep120	113 ± 5*	75 ± 3*	1309 ± 111	108 ± 6	39,1 ± 3,9*

		HF [1/min]	LVPmax [mmHg]	dPdtmax [mmHg/s]	CAPm [mmHg]	CBFm [ml/min]
B	KON	108 ± 5	96 ± 5	1344 ± 88	119 ± 3	26,1 ± 3,3
	Isch5	112 ± 9	77 ± 3*	1147 ± 252	19 ± 2*	1,9 ± 0,1*
	Isch80	111 ± 5	78 ± 3*	1178 ± 131	20 ± 1*	1,9 ± 0,1*
PoCo-AG490 (n=4)	Rep10	114 ± 4	80 ± 8	1416 ± 176	119 ± 5	67,3 ± 12,8*
	Rep20	114 ± 3	77 ± 6*	1205 ± 88	106 ± 1*	53,8 ± 5,6*
	Rep30	121 ± 6	73 ± 5*	1306 ± 243	108 ± 1*	53,7 ± 5,6*
	Rep60	124 ± 5	76 ± 12*	1305 ± 173	106 ± 1*	52,5 ± 5,3*
	Rep120	122 ± 9	80 ± 3	1324 ± 252	107 ± 2*	52,5 ± 5,3*
	KON	98 ± 6	98 ± 2	1308 ± 67	115 ± 2	23,5 ± 1,5
	Isch5	94 ± 6	84 ± 1	976 ± 80	24 ± 1*	2,4 ± 0,3*
	Isch80	98 ± 8	86 ± 4	1156 ± 99	25 ± 1*	2,2 ± 0,1*
SR-AG490 (n=4)	Rep10	105 ± 8	83 ± 5	1003 ± 146	110 ± 11	56,8 ± 11,2*
	Rep20	106 ± 7	77 ± 8*	1137 ± 237	101 ± 6*	52,5 ± 8,5*
	Rep30	108 ± 7	78 ± 5*	1166 ± 131	99 ± 4*	52,3 ± 8,5*
	Rep60	111 ± 6	68 ± 7*	1065 ± 167	97 ± 2*	53,2 ± 8,1*
	Rep120	113 ± 7	70 ± 4*	1330 ± 258	93 ± 6†*	55,8 ± 7,3*
C	KON	99 ± 7	94 ± 7	1330 ± 68	112 ± 5	22,5 ± 2,8
	Isch5	100 ± 6	79 ± 3	959 ± 55	20 ± 3*	1,9 ± 0,1*
	Isch85	97 ± 5	77 ± 6*	925 ± 45	20 ± 2*	1,9 ± 0,1*
CsA (n=4)	Rep10	91 ± 4	68 ± 7*	769 ± 108	102 ± 4	66,1 ± 8,9*
	Rep30	108 ± 7	72 ± 8*	1060 ± 203	105 ± 1	61,4 ± 10,9*
	Rep60	115 ± 7	70 ± 6*	946 ± 117	105 ± 3	54,8 ± 7,2*
	Rep120	119 ± 10	65 ± 7*	946 ± 111	103 ± 5	54,1 ± 7,7*

3.1.2   Risikoareal und subendokardiale Durchblutung

Bei der Größe des Risikoareals und der subendokardialen Durchblutung bei 5 min Ischämie gab es sowohl zwischen PoCo und SR als auch zwischen PoCo-AG40 und SR-AG490 keine Unterschiede. Nach CsA-Infusion waren Größe des Risikoareals und die subendokardiale Durchblutung bei 5 min Ischämie vergleichbar mit SR (Tab. 3.2; Skyschally *et al.* 2010).

Tab. 3.2: Subendokardiale Durchblutung zum Zeitpunkt 5 min Ischämie sowie Größe des Risikoareals nach ischämischer Postkonditionierung (PoCo), schneller Reperfusion (SR) oder nach PoCo (PoCo-AG490) und SR (SR-AG490) mit Blockade des JAK/STAT-Signalweges durch AG490 und nach Cyclosporin A (CsA)-Infusion. Daten der subendokardialen Durchblutung und des Risikoareals nach CsA-Infusion entnommen aus Skyschally *et al.* 2010. Angegeben sind Mittelwerte ± Standardfehler.

	Subendokardiale Durchblutung [ml/min/g]	Risikoareal [% des linken Ventrikels]
PoCo	0,024 ± 0,003	50 ± 3
SR	0,025 ± 0,003	46 ± 1
PoCo-AG490	0,033 ± 0,005	50 ± 3
SR-AG490	0,023 ± 0,005	52 ± 4
CsA	0,025 ± 0,003	45 ± 4

3.1.3   Infarktgröße

PoCo verringerte die Infarktgröße im Vergleich zur SR (PoCo: 26±3%; SR: 38±2%; p<0,05). Mit Blockade des JAK/STAT-Signalweges durch AG490 war die Infarktgröße nach PoCo nicht mehr reduziert. Die Gabe von CsA unmittelbar vor der Reperfusion reduzierte im Vergleich zur SR ebenfalls die Infarktgröße (CsA: p<0,05 vs. SR; Skyschally *et al.* 2010).

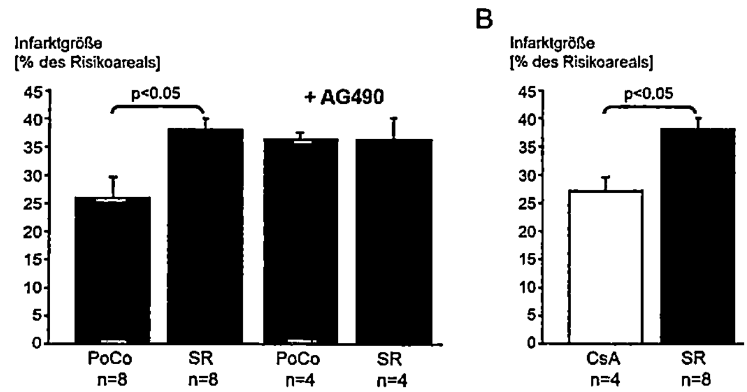

Abb. 3.1: Infarktgrößen nach 90 min Ischämie und 120 min Reperfusion. A: Ischämische Postkonditionierung (PoCo) im Vergleich zur schnellen Reperfusion (SR) in Ab- und Anwesenheit von AG490 *in vivo* (Heusch *et al.* 2011b). **B:** CsA im Vergleich zur SR. Daten der Infarktgröße nach CsA-Infusion entnommen aus Skyschally *et al.* 2010.* p<0,05 vs. SR.

3.1.4   Proteinphosphorylierung

3.1.4.1 STAT3-Phosphorylierung in Myokardbiopsien nach ischämischer Postkonditionierung und schneller Reperfusion

In den Myokardbiopsien war die STAT3-Phosphorylierung am Tyrosin$_{705}$ mit PoCo während der gesamten Reperfusionsphase im Vergleich zu Kontroll-bedingungen signifikant erhöht. Der Anstieg der STAT3-Phosphorylierung war mit PoCo stärker ausgeprägt als mit SR ($p<0,05$). Durch die Blockade des JAK/STAT-Signalweges mit AG490 *in vivo* war mit PoCo (PoCo-AG490) eine signifikante Verringerung der STAT3-Phosphorylierung nach-weisbar ($p<0,05$). Zwischen den Gruppen PoCo-AG490 und SR-AG40 gab es keinen Unterschied.

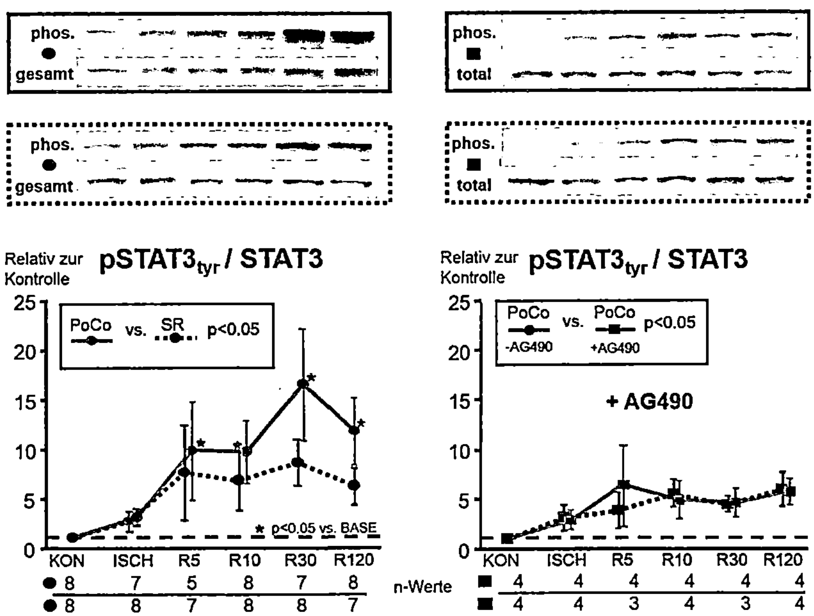

Abb. 3.2: Myokardiale STAT3-Phosphorylierung am Tyrosin$_{705}$. Repräsentative Western-Blots der Phospho- und Gesamtformen von STAT3 und gemittelte Zeitverläufe der STAT3-Phosphorylierung unter Kontrollbedingungen (KON), nach 85 min Ischämie (ISCH) und nach 5, 10, 30 und 120 min Reperfusion (R5, 10, 30, 120) der Myokardbiopsien aus dem Risikoareal (rechts: mit Blockade des JAK/STAT-Signalweges durch AG490). Graue Symbole/Durchgezogene Linien: ischämische Postkonditionierung (PoCo), schwarze Symbole/unterbrochene Linien: schnelle Reperfusion (SR). * $p<0,05$ vs. Kontrollbedingungen. Angegeben sind Mittelwerte ± Standardfehler (Heusch *et al.* 2011b).

3.1.4.2 STAT3-Phosphorylierung in Mitochondrien nach ischämischer Postkonditionierung und schneller Reperfusion

Für die Untersuchung der STAT3-Phosphorylierung in Mitochondrien erfolgte zunächst der Nachweis über die Reinheit der aufgereinigten Mitochondrien mittels Western-Blot-Analyse mit Markern für unterschiedliche Zellkompartimente. In den aufgereinigten Mitochondrien war die Mangan-abhängige Superoxid-Dismutase (MnSOD) als Marker der Mitochondrienmatrix nachweisbar. Signale von nicht-mitochondrialen Proteinen wie der Natrium-Kalium-ATPase (Na^+/K^+-ATPase) als Marker für die Zellmembran, der sarkoplasmatischen und endoplasmatischen Calcium-ATPase (SERCA2-ATPase) als Marker für das sarkoplasmatische Retikulum, der Histon-Deacetylase 2 (HDAC2) als Marker für den Nukleus und der Glycerinaldehyd-3-phosphat-Dehydrogenase (GAPDH) als Marker für das Zytosol konnten nicht nachgewiesen werden (Abb. 3.4 A). Die Reinheit sowie die Struktur und Integrität der Mitochondrien wurden mit Hilfe der Elektronenmikroskopie bestätigt (Abb. 3.4 B).

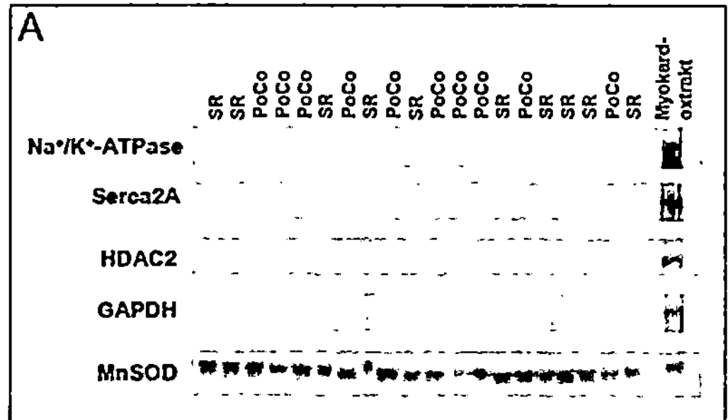
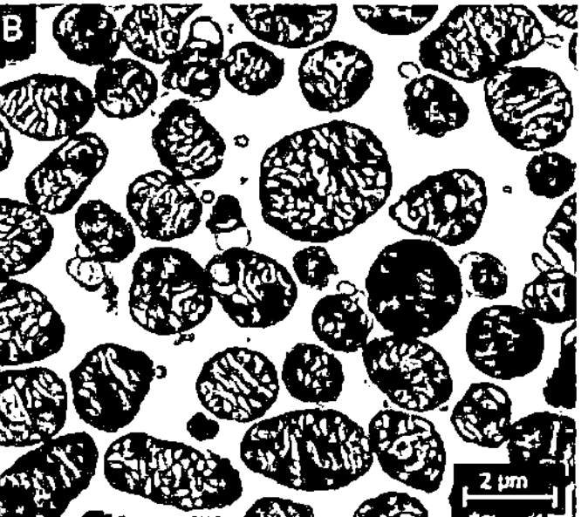

Abb. 3.3: Reinheit der Mitochondrien nach Aufreinigung durch Percoll-Dichtegradienten-zentrifugation. A: Reinheitskontrolle mittels Western-Blot-Analyse. **B:** Elektronenmikroskopischer Nachweis der mitochondrialen Struktur und Integrität (Heusch *et al.* 2011b).

In den aufgereinigten Mitochondrien war mit PoCo im Vergleich zur SR zum Zeitpunkt 10 min Reperfusion eine signifikant erhöhte STAT3-Phosphorylierung am Tyrosin₇₀₅ nachweisbar. Nach Blockade des JAK/STAT-Signalweges durch AG490 *in vivo* gab es in der STAT3-Phosphorylierung am Tyrosin₇₀₅ keinen Unterschied zwischen den Gruppen PoCo-AG490 und SR-AG490.

Der mitochondriale STAT3-Gesamtproteingehalt wurde auf die ATP-Synthase, einen Marker für die innere Mitochondrienmembran, normalisiert. Zwischen den Gruppen PoCo und SR gab es keinen signifikanten Unterschied (0,51±0,14 und 0,33±0,07 AU).

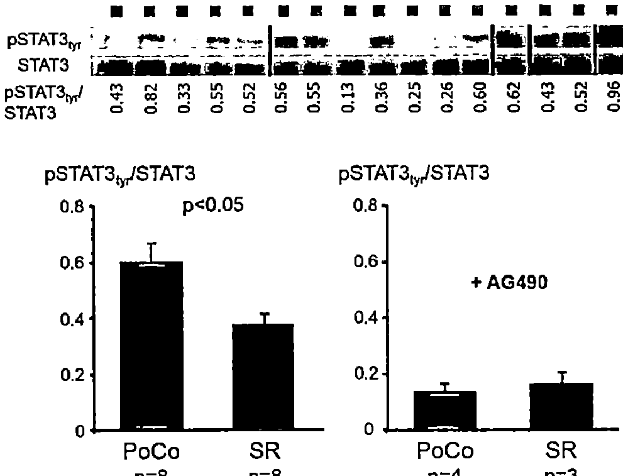

Abb. 3.4: Mitochondriale STAT3-Phosphorylierung am Tyrosin705. Western-Blot-Analyse der Phospho- und Gesamtform von STAT3 in aufgereinigten Mitochondrien aus dem Risikoareal nach ischämischer Postkonditionierung (PoCo) und schneller Reperfusion (SR). Das Verhältnis pSTAT3tyr/STAT3 ist numerisch aufgeführt. Balkendiagramme repräsentieren die Statistik (rechts: PoCo und SR mit Blockade des JAK/STAT-Signalweges durch AG490). * p<0,05 vs. SR (Heusch *et al.* 2011b).

3.1.4.3 Phosphorylierung von kardioprotektiven Proteinen im Myokard und in Mitochondrien nach Cyclosporin A-Infusion und schneller Reperfusion

Die Phosphorylierung der kardioprotektiven Proteine AKT, ERK1/2, GSK3β sowie STAT3 war im Myokard vergleichbar zwischen SR und CsA. Die Phosphorylierung von GSK3β und STAT3 in aufgereinigten Mitochondrien war ebenfalls nicht unterschiedlich zwischen SR und CsA (Tab. 3.3).

Tab. 3.3 Phosphorylierung von AKT, ERK1/2, GSK3β und STAT3 zum Zeitpunkt 10 min Reperfusion. Verhältnis zwischen Phospho- und Gesamt-Proteinen im Myokard und in aufgereinigten Mitochondrien aus dem Risikoareal nach SR oder Cyclosporin A (CsA)-Infusion. Angegeben sind Mittelwerte ± Standardfehler.

Myokard	SR (n=6)			CsA (n=4)			p-Wert
p-AKTser₄₇₃/AKT	0,83	±	0,21	0,62	±	0,18	0,26
p-ERK1/2tyr₂₀₄/ERK1/2	0,87	±	0,11	0,87	±	0,15	0,49
p-GSK3βser₉/GSK3β	0,52	±	0,12	0,48	±	0,29	0,45
p-STAT3tyr₇₀₅/STAT3	0,68	±	0,10	0,66	±	0,12	0,45
Mitochondrium	**SR (n=6)**			**CsA (n=3)**			**p-Wert**
p-GSK3βser₉/GSK3β	0,87	±	0,12	0,73	±	0,07	0,23
p-STAT3tyr₇₀₅/STAT3	0,72	±	0,13	0,66	±	0,04	0,39

3.1.5   *Mitochondrienfunktion*

3.1.5.1 Mitochondriale Respiration nach ischämischer Postkonditionierung und schneller Reperfusion

Die Mitochondrien aus dem ischämisch/reperfundierten Risikoareal wiesen im Vergleich zu den Mitochondrien aus dem nicht-ischämischen Myokard eine niedrigere ADP-stimulierte Komplex I Respiration auf (Abb. 3.5). Die basale Respiration der Mitochondrien *ex vivo* war zwischen den Gruppen PoCo, SR sowie zwischen PoCo mit AG490 (PoCo-AG490) und SR mit AG490 (SR-AG490) vergleichbar. Mit PoCo war die ADP-stimulierte Komplex I Respiration im Vergleich zu SR signifikant erhöht. Die Blockade des JAK/STAT-Signalweges durch AG490 *in vivo* oder durch Stattic-Vorbehandlung der Mitochondrien *in vitro* verhinderte eine verbesserte Respiration durch PoCo (Abb. 3.5 A).

Die basale und ADP-stimulierte Komplex II Respiration sowie die Komplex IV Respiration mit TMPD/Ascorbat und die maximal entkoppelte Respiration mit FCCP der Mitochondrien aus dem Risikoareal waren unabhängig vom Protokoll und der Blockergabe unverändert (Abb. 3.6). Die Messung der Komplex IV Respiration und der maximal entkoppelten Respiration diente als Kontrolle für die eingesetzte Mitochondrienmenge in die Respirationskammer.

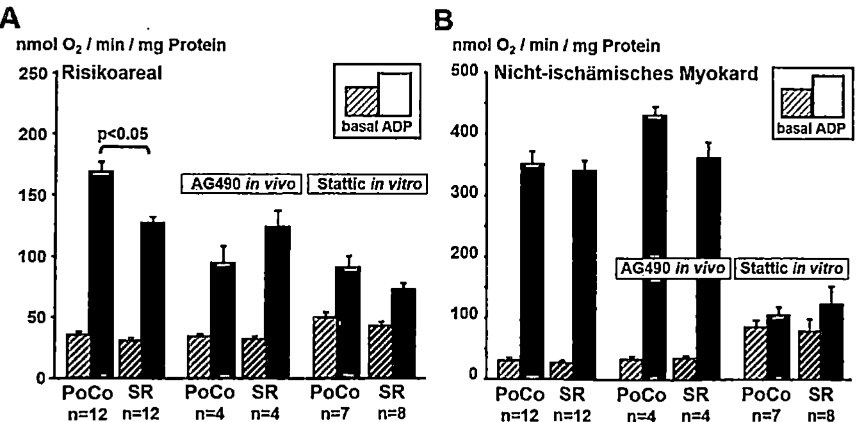

Abb. 3.5: Respiration unter Verwendung von Substraten für den Respirationskomplex I. Basale und ADP-stimulierte Komplex I Respiration der Mitochondrien (A) aus dem Risikoareal nach ischämischer Postkonditionierung (PoCo) und schneller Reperfusion (SR) und (B) aus dem nicht-ischämischen Myokard in Ab- und Anwesenheit von AG490 *in vivo* oder von Stattic *in vitro*. Angegeben sind Mittelwerte ± Standardfehler (Heusch *et al.* 2011b).

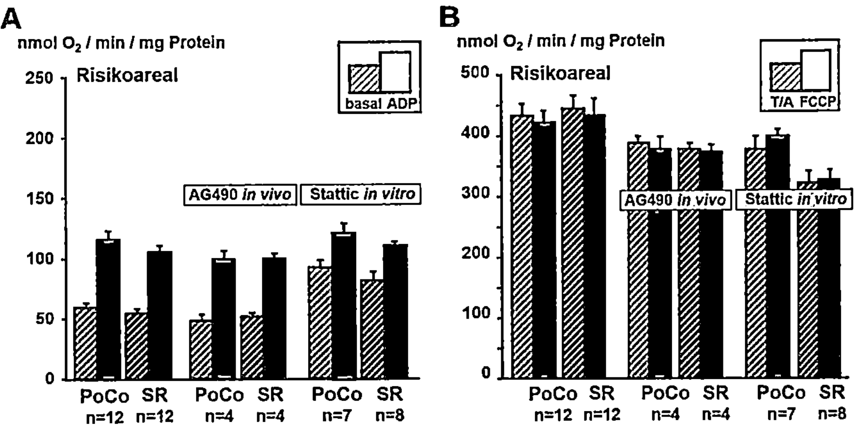

Abb. 3.6: Komplex II, Komplex IV und maximal entkoppelte Respiration nach Ischämie/Reperfusion. A: Basale und ADP-stimulierte Komplex II und (B) Komplex IV Respiration mit TMPD/Ascorbat (T/A) und maximal entkoppelte Respiration mit FCCP der Mitochondrien aus dem Risikoareal nach ischämischer Postkonditionierung (PoCo) und schneller Reperfusion (SR) in Ab- und Anwesenheit von AG490 in vivo oder von Stattic in vitro. Angegeben sind Mittelwerte ± Standardfehler (Heusch *et al.* 2011b).

3.1.5.2 Mitochondriale Respiration nach Cyclosporin A-Infusion und schneller Reperfusion

Die Mitochondrien aus dem ischämisch/reperfundierten Risikoareal wiesen im Vergleich zu den Mitochondrien aus dem nicht-ischämischen Myokard eine niedrigere ADP-stimulierte Komplex I Respiration auf. Die basale und die ADP-stimulierte Komplex I Respiration der Mitochondrien war zwischen CsA und SR vergleichbar (Abb 3.7 A und B). Die basale und ADP-stimulierte Komplex II sowie die Komplex IV Respiration und die maximal entkoppelte Respiration waren ebenfalls vergleichbar zwischen CsA und SR (Abb. 3.7 C und D).

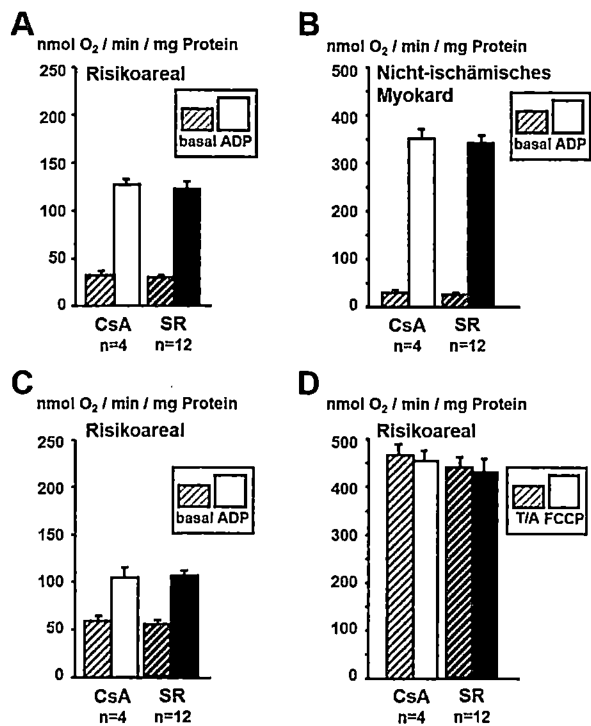

Abb. 3.7: Mitochondriale Respiration nach Cyclosporin A(CsA)-Infusion. A: Basale und ADP-stimulierte Komplex I Respiration der Mitochondrien aus dem Risikoareal nach CsA-Infusion und schneller Reperfusion (SR) und **(B)** aus dem nicht-ischämischen Myokard **C:** Basale and ADP-stimulierte Komplex II Respiration der Mitochondrien aus dem Risikoareal. **D:** Komplex IV mit TMPD/Ascorbat (T/A) und maximal entkoppelte Respiration mit FCCP. Angegeben sind Mittelwerte ± Standardfehler (Gedik *et al.* 2013).

3.1.5.3 Calcium-Retentionskapazität nach ischämischer Postkonditionierung und schneller Reperfusion

Die Calcium-Retentionskapazität der Mitochondrien aus dem ischämisch/reperfundierten Risikoareal war unter Verwendung von Substraten für den Respirationskomplex I und ADP im Vergleich zu den Mitochondrien aus dem nicht-ischämischen Kontrollareal verringert (Abb. 3.8 A und B). Mit PoCo war die Calcium-Retentionskapazität im Vergleich zur SR signifikant erhöht. Die Blockade des JAK/STAT-Signalweges durch Gabe von AG490 *in vivo* und die STAT3-Blockade durch Stattic *in vitro* verhinderten eine erhöhte Calcium-

Retentionskapazität mit PoCo (Abb. 3.8 A). Die Calcium-Retentionskapazität der Mitochondrien aus dem nicht-ischämischen Kontrollareal war nicht unterschiedlich zwischen den Gruppen PoCo und SR (Abb. 3.8 B).

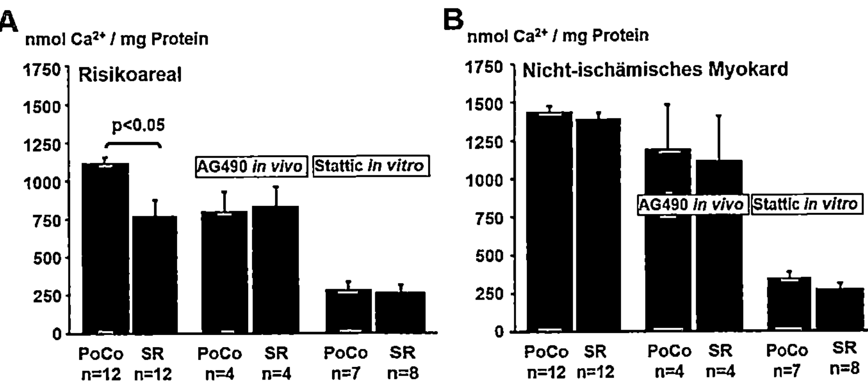

Abb. 3.8: Calcium-Retentionskapazität unter Verwendung von Substraten für den Respirationskomplex I und ADP nach Ischämie/Reperfusion und im nicht-ischämischen Myokard. Calcium-Retentionskapazität der Mitochondrien (A) aus dem Risikoareal nach ischämischer Postkonditionierung (PoCo) und schneller Reperfusion (SR) und (B) aus dem nicht-ischämischen Myokard, in Ab- und Anwesenheit von AG490 *in vivo* oder von Stattic *in vitro*. * p<0,05 vs. SR. Angegeben sind Mittelwerte ± Standardfehler (Heusch *et al.* 2011b).

3.1.5.4 Calcium-Retentionskapazität nach Cyclosporin A-Infusion und schneller Reperfusion

Die Calcium-Retentionskapazität der Mitochondrien aus dem ischämisch/ reperfundierten Risikoareal war im Vergleich zu den Mitochondrien aus dem nicht-ischämischen Myokard niedriger. Nach CsA-Infusion wiesen die Mitochondrien aus dem ischämisch/reperfundierten Risikoareal und aus dem nicht-ischämischen Areal im Vergleich zu SR eine signifikant erhöhte Calcium-Retentionskapazität auf (Abb. 3.9).

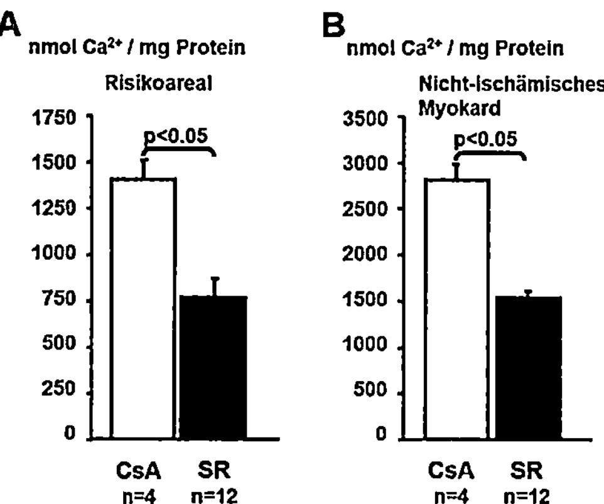

Abb. 3.9: Calcium-Retentionskapazität unter Verwendung von Substraten für den Respirationskomplex I und ADP. Calcium-Retentionskapazität der (A) Mitochondrien aus dem Risikoareal nach Cyclosporin A (CsA) und schneller Reperfusion (SR) und (B) aus dem nicht-ischämischen Myokard. Angegeben sind Mittelwerte ± Standardfehler (Gedik *et al.* 2013).

4   Diskussion

Die Ergebnisse der vorliegenden Arbeit bestätigen die kausale Beteiligung einer STAT3-Aktivierung bei der Kardioprotektion durch PoCo. Hinweise auf eine Beteiligung von STAT3 bei der Kardioprotektion ergaben sich bislang lediglich aus dem Verlust des Schutzes durch PoCo nach pharmakologischer Blockade oder genetischer Ausschaltung von STAT3 an kleinen Nagern (Boengler *et al.*, 2008a; Boengler *et al.*, 2008b; Lecour, 2009). In der vorliegenden Arbeit wird erstmalig bei einer Infarktgrößenreduktion durch PoCo im Myokard eine erhöhte STAT3-Phosphorylierung am Tyrosin$_{705}$ nachgewiesen. Die Blockade des JAK/STAT-Signalweges verhindert diese Erhöhung der STAT3-Phosphorylierung nach PoCo und hebt den durch PoCo vermittelten Myokardschutz auf.
Auch im subzellulären Kompartiment der Mitochondrien ist nach PoCo die STAT3-Phosphorylierung am Tyrosin$_{705}$ erhöht. Gleichzeitig bleiben die ADP-stimulierte Komplex I Respiration und die Calcium-Retentionskapazität in Mitochondrien nach Ischämie/Reperfusion besser erhalten (Abb. 4.1). Die durch PoCo vermittelte erhöhte STAT3-Phosphorylierung und der damit verbundene positive Einfluss von PoCo auf die Mitochondrienfunktion wird durch *in vivo* Blockade des JAK/STAT-Signalweges aufgehoben. Dies bestätigt auch auf subzellulärer Ebene die kausale Beteiligung von STAT3 am Schutz des Myokards vor Infarzierung durch PoCo und unterstreicht darüber hinaus die Rolle der Mitochondrien als potentiellen Effektoren der Kardioprotektion.
Ein protektiver Einfluss einer STAT3-Aktivierung auf die Mitochondrienfunktion wurde bisher an Experimenten mit isolierten Mitochondrien aus Kardiomyozyten von Mäusen (Wegrzyn *et al.*, 2009; Qui *et al.*, 2011) und Ratten (Boengler *et al.*, 2010) nachgewiesen. Welche Phosphorylierungsstelle für eine verbesserte Mitochondrienfunktion dabei entscheidend ist, könnte speziesabhängig sein. In Mitochondrien aus murinen Kardiomyozyten war Serin$_{727}$ phosphoryliert (Wegrzyn *et al.*, 2009; Qui *et al.*, 2011), während in Mitochondrien aus Ratten-Kardiomyozyten sowohl Tyrosin$_{705}$, als auch Serin$_{727}$ phosphoryliert waren (Boengler *et al.*, 2010). Es ist bislang nicht geklärt, wie die vermehrte STAT3-Phosphorylierung die Mitochochondrienfunktion nach Ischämie/Reperfusion besser erhält. Eine direkte Protein-Protein-Interaktion von STAT3 mit Komplex I-Proteinen der Atmungs-kette erscheint unwahrscheinlich, da in Mitochondrien im Vergleich zur Menge an Komplex I-Proteinen nur eine geringe Menge von STAT3 vorliegt (Phillips *et al.*, 2010). Möglicherweise begünstigt STAT3 die Interaktion von Kinasen mit ihren Zielproteinen, wodurch

die mitochondriale Respiration indirekt beeinflusst wird (Pfeffer *et al.*, 1997). In Mäusen mit myokardialer STAT3-Überexpression konnte neben einer verbesserten Komplex I Respiration auch ein reduzierter oxidativer Stress nach simulierter Ischämie nachgewiesen werden (Szczepanek *et al.*, 2011). Assoziiert mit einer Überexpression des Hitzeschock-Proteins 22 in isolierten Ratten-Kardiomyozyten wurde eine erhöhte STAT3-Phosphorylierung an $Serin_{727}$ und eine verbesserte mitochondriale Respiration beobachtet (Qui *et al.*, 2011). Eine Überexpression des Hitzeschock-Proteins 22 am Herzen reduziert die Infarkt-größe bei Schweinen (Chen *et al.*, 2011).

Im Gegensatz zur Komplex I-Respiration war, ähnlich wie bei kleinen Nagern (Boengler *et al.*, 2010), in Mitochondrien aus ischämisch/reperfundierten Myokard nach PoCo keine verbesserte ADP-stimulierte Komplex II Respiration zu beobachten.

Die erhöhte STAT3-Phosphorylierung in Mitochondrien ist auch verantwortlich für eine besser erhaltene Calcium-Retentionskapazität nach Ischämie/ Reperfusion. Wie überhaupt eine STAT3-Phosphorylierung mit der Calcium-Retentionskapazität interagiert, ist bislang unklar.

Eine Infarktgrößenreduktion im gleichen Ausmaß wie die durch PoCo kann auch durch die Gabe von CsA kurz vor Beginn der Reperfusion erreicht werden. Dieser protektive Effekt von CsA wird meist einer direkten Interaktion von CsA mit dem Cyclopilin D in der mPTP zugeordnet (Basso *et al.*, 2005; Gomez *et al.*, 2008; Di Lisa *et al.*, 2011), obgleich die molekulare Struktur der mPTP noch unklar ist (Kokoszka *et al.*, 2004; Krauskopf *et al.*, 2006; Baines *et al.*, 2007). CsA hemmt auch über Interaktion mit Cyclopilin A die Phosphatase Calcineurin (Abb. 1.2). Eine weitere Fragestellung dieser Arbeit war deshalb, ob CsA durch Calcineurininhibition die Phosphorylierung von kardioprotektiven Proteinen nach Ischämie/Reperfusion besser erhalten kann und so die Mitochondrien-funktion verbessert. Ein solcher Zusammenhang konnte in der vorliegenden Arbeit nicht bestätigt werden. In Mitochondrien aus ischämisch/reperfundierten Myokard war nach CsA die Komplex I Respiration nicht besser erhalten. CsA aktiviert auch nicht das SAFE-System; es konnte keine erhöhte STAT3-Phosphorylierung im Myokard oder in Mitochondrien nachgewiesen werden (Abb. 4.1). Dieser Befund passt zu einem unveränderten Phosphorylierungsstatus von STAT3 am $Tyrosin_{705}$ und am $Serin_{727}$ nach Calcineurin-Hemmung in T-Lymphomzellen (Woetmann *et al.*, 1999). Auch war die Phosphorylierung von AKT, ERK1/2 und GSK3ß im Myokard nach CsA unverändert; diese zum RISK-System gehörenden Proteine sind ohnehin nicht am Schutz durch PoCo im Schwein beteiligt sind (Skyschally *et al.*, 2009a). Ob eine Calcineurin-Hemmung durch CsA oder den selektiven Calcineurin-Inhibitor FK506 überhaupt einen

Einfluß auf die mitochondriale Respiration hat, wird in der Literatur kontrovers diskutiert: eine Statin-induzierte Reduktion der mitochondrialen ADP-stimulierten Komplex I-Respiration von Prostata-karzinomzellen wurde durch CsA und FK506 verbessert. Allerdings war in dieser Studie gleichzeitig die maximal entkoppelte Respiration nach FCCP erhöht (Oliveira *et al.*, 2008). Die unterschiedliche FCCP-stimulierte Respiration könnte durch unterschiedliche Mitochondrienmengen in der Respirationskammer verursacht sein. CsA, aber nicht FK506 verbesserte die Respiration von Mitochondrien aus ischämischen Ratten-Herzen (Borutaite *et al.*, 2003), dieser Befund weist auf eine Calcineurin-unabhängige Wirkung von CsA. Unterstützt wird diese Vorstellung auch durch den fehlenden Schutz gegen Infarzierung unter dem selektiven Calcineurin-Inhibitor FK506 in Ratten (Hausenloy *et al.*, 2002) oder Kaninchen (Leshnower *et al.*, 2008).

Dennoch schützt CsA in der vorliegenden Arbeit das Herz vor Infarzierung nach Ischämie/Reperfusion. Die Gabe von CsA *in vivo* erhöht die Calcium-Retentionskapazität der Mitochondrien aus ischämisch/reperfundierten Myokard. Aufgrund der systemischen Gabe von CsA wird dieser Effekt auch im nicht-ischämischen Myokard beobachtet. Diese Ergebnisse sprechen deshalb für eine Wirkung von CsA, die direkt über eine Hemmung der mPTP-Öffnung vermittelt wird. Beim Patienten ist eine Gabe von CsA vor Reperfusion bisher die einzige bekannte Möglichkeit, die Infarktgröße nach Ischämie/Reperfusion pharmako-logisch zu reduzieren (Heusch, 2013). Dennoch hat sich die Therapie mit CsA aus Sorge vor den zu erwartenden Nebenwirkungen klinisch noch nicht etabliert (Hausenloy *et al.*, 2012).

Die Ergebnisse der vorliegenden Arbeit zur kardioprotektiven Signaltransduktion von PoCo könnten zu einem besseren Verständnis beitragen, wie im klinischen Szenario des akuten Myokardinfarkts ein gezielter Schutz des Herzens vor dem Infarkt erzielt werden kann. PoCo wurde bereits am Menschen erfolgreich eingesetzt; ein PoCo Manöver mit 4 Zyklen von 1-minütiger Reokklusion und Reperfusion zu Beginn der Reperfusion reduzierte bei Patienten mit akutem Myokardinfarkt den Myokardschaden, gemessen an der Freisetzung von Markerenzymen (Staat *et al.*, 2005). Obwohl eine große Ähnlichkeit zwischen den Herzen von Mensch und Schwein besteht (Schaper, 1988; Heusch *et al.*, 2011a), können aber dennoch Unterschiede in der Signaltransduktion nicht ausgeschlossen werden. Kardioprotektion durch Ischämische Präkonditionierung auf Distanz *(Remote Ischemic Preconditioning; RIPC)*, i.e. wiederholte kurze Unterbrechungen der Unterarmdurchblutung durch Aufblasen einer Blutdruck-manschette, reduziert den Myokardschaden bei Patienten nach einer chir-urgischen Koronarrevaskularisation und verringert die Gesamtmortalität (Thielmann *et al.*, 2013). Dieser Schutz ist mit einer vermehrten STAT5-

Phosphorylierung im Myokardgewebe assoziiert, während für STAT3 keine Veränderung beobachtet wurde (Heusch *et al.*, 2012).

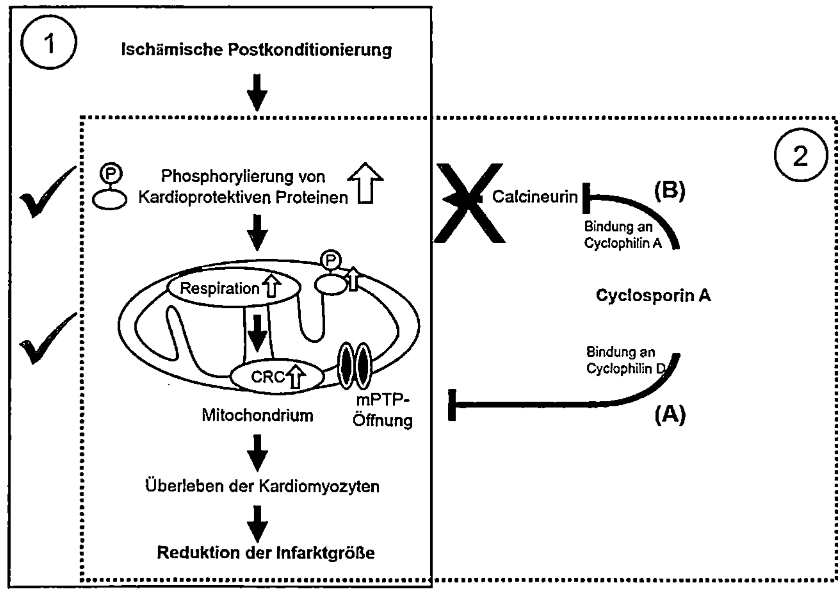

Abb. 4.1: Ergebnisse dieser Arbeit. Die mitochondriale STAT3-Phosphorylierung ist kausal bei der Vermittlung der Kardioprotektion durch PoCo über eine verbesserte Mitochondrienfunktion beteiligt (1). Der kardioprotektive Schutz durch CsA (2) wird über eine direkte Hemmung der mPTP (A) und nicht über eine besser erhaltene Proteinphosphorylierung durch Calcineurin-Hemmung vermittelt (B).

Dennoch ist die STAT3-Aktivierung der erste positive Nachweis eines Signalmoleküls der Kardioprotektion mit PoCo in einem klinisch relevanten Tiermodell. Weitergehende Untersuchungen, aber auch die Bestätigung der in Nager-Modellen gewonnenen Ergebnissen an größeren Säugern wie dem Schwein, sind für die Translation von experimentellen Ergebnissen in die Klinik von hoher Relevanz; auf die Notwendigkeit solcher Untersuchungen wurde durch die NIH hingewiesen (Schwartz Longacre *et al.*, 2011). In wieweit eine gezielte pharmakologische Stimulation von einzelnen protektiven Proteinen wie zum Beispiel dem STAT in Zukunft bei der Behandlung des akuten Myokardinfarkts eingesetzt werden kann, bleibt abzuwarten.

5 Zusammenfassung

Ischämische Postkonditionierung (PoCo), d.h. mehrere Zyklen von Ischämie/ Reperfusion zu Beginn der Reperfusion, oder eine Cyclosporin A (CsA)-Infusion unmittelbar vor der Reperfusion verringern die Infarktgröße nach einer länger andauernden Ischämie und Reperfusion am Herzen. Eine entscheidende Rolle bei der kardioprotektiven Signaltransduktion nach PoCo spielen der *Signal Transducer and Activator of Transcription 3* (STAT3) und die Mitochondrien. Vorangegangene Studien an Nagern zeigten, dass a) das Fehlen von STAT3 den Schutz durch PoCo aufhebt, und b) das Fehlen von STAT3 die Mitochondrienfunktion verschlechtert. Eine Aktivierung des mitochondrialen STAT3 durch PoCo *in vivo* und eine gleichzeitige Verbesserung der Mitochondrienfunktion nach Ischämie/Reperfusion konnten bisher nicht gezeigt werden. Die Kardioprotektion durch CsA wird mit der hemmenden Wirkung auf die Öffnung der mitochondrialen Permeabilitäts-Transitions-Pore (mPTP) begründet. CsA hemmt aber auch die Phosphatase Calcineurin, wodurch die Phosphorylierung von kardioprotektiven Proteinen besser erhalten und die Mitochondrienfunktion verbessert werden könnten.

Deshalb wurde in der vorliegenden Arbeit 1) die Rolle des mitochondrialen STAT3 und der Mitochondrienfunktion bei der Kardioprotektion durch PoCo und 2) der Einfluss von CsA auf die Phosphorylierung von kardioprotektiven Proteinen und auf die mitochondriale Respiration in einem klinisch relevanten Tiermodell, dem Schwein mit regionaler Ischämie und Reperfusion, untersucht.

PoCo reduzierte die Infarktgröße (26±3% des Risikoareals) im Vergleich zur schnellen Reperfusion (SR) als Kontrolle (38±2%). Zum Zeitpunkt 10 min Reperfusion war mit PoCo die STAT3-Phosphorylierung am Tyrosin$_{705}$ in Myokardbiopsien um 39% und in isolierten Mitochondrien um 61% im Vergleich zu SR erhöht. Mit PoCo war die mitochondriale ADP-stimulierte Komplex I Respiration und Calcium-Retentionskapazität signifikant verbessert. Die STAT3-Blockade hob die Infarktgrößenreduktion, die erhöhte STAT3-Phosphorylierung und die verbesserte Mitochondrienfunktion auf. Mit CsA war die Infarktgröße (27±3% des Risikoareals) im Vergleich zu SR reduziert. Die Phosphorylierung von AKT, ERK1/2, GSK3β und STAT3 war vergleichbar zwischen CsA und SR. CsA erhöhte die mitochondriale Calcium-Retentionskapazität, hatte aber keinen Einfluss auf die ADP-stimulierte Komplex I Respiration.

Die Ergebnisse dieser Arbeit weisen auf eine kausale Beteiligung der mitochondrialen STAT3-Aktivierung bei der Vermittlung der Kardioprotektion durch PoCo über eine verbesserte Mitochondrienfunktion hin. Der Schutz durch CsA wird über eine direkte mPTP-Hemmung und nicht über eine besser erhaltene Proteinphosphorylierung vermittelt.

6   Literaturverzeichnis

Argaud L, Gateau-Roesch O, Raisky O, Loufouat J, Robert D, Ovize M (2005): Postconditioning inhibits mitochondrial permeability transition. Circulation. 111,194-197.

Baines CP, Kaiser RA, Sheiko T, Craigen WJ, Molkentin JD (2007): Voltage-dependent anion channels are dispensable for mitochondrial-dependent cell death. Nat Cell Biol. 9, 550-555.

Basso E, Fante L, Fowlkes J, Petronilli V, Forte MA, Bernardi P (2005): Properties of the permeability transition pore in mitochondria devoid of Cyclophilin D. J Biol Chem. 280, 18558-18561.

Bhamra GS, Hausenloy DJ, Davidson SM, Carr RD, Paiva M, Wynne AM, Mocanu MM, Yellon DM (2007): Metformin protects the ischemic heart by the Akt-mediated inhibition of mitochondrial permeability transition pore opening. Basic Res Cardiol. 103, 274-84.

Boengler K, Hilfiker-Kleiner D, Drexler H, Heusch G, Schulz R (2008b): The myocardial JAK/STAT pathway: from protection to failure. Pharmacol Therap. 120,172-185.

Boengler K, Buechert A, Heinen Y, Roeskes C, Hilfiker-Kleiner D, Heusch G, Schulz R (2008a): Cardioprotection by ischemic postconditioning is lost in aged and STAT3-deficient mice. Circ Res. 102, 131-135.

Boengler K, Hilfiker-Kleiner D, Heusch G, Schulz R (2010): Inhibition of permeability transition pore opening by mitochondrial STAT3 and its role in myocardial ischemia/reperfusion. Basic Res Cardiol. 105, 771-785.

Bolli R, Dawn B, Xuan YT (2003): Role of the JAK-STAT pathway in protection against myocardial ischemia/reperfusion injury. Trends Cardiovasc Med. 13, 72-79.

Bolli R, Stein AB, Guo Y, Wang OL, Rokosh G, Dawn B, Molkentin JD, Sanganalmath SK, Zhu Y, Xuan YT (2011): A murine model of inducible, cardiac-specific deletion of STAT3: Its use to determine the role of STAT3 in the upregulation of cardioprotective proteins by ischemic preconditioning. J Mol Cell Cardiol. 50, 589-597.

Borutaite V, Jekabsone A, Morkuniene R, Brown GC (2003): Inhibition of mitochondrial permeability transition prevents mitochondrial dysfunction, cytochrome c release and apoptosis induced by heart ischemia. J Mol Cell Cardiol. 35, 357-66.

Chen L, Lizano P, Zhao X, Sui X, Dhar SK, Shen YT, Vatner DE, Vatner SF, Depre C (2011): Preemptive conditioning of the swine heart by H11 kinase/Hsp22 provides cardiac protection through inducible nitric oxide synthase. Am J Physiol Heart Circ Physiol. 300, H1303-H1310.

Cohen MV, Downey JM (2007): Cardioprotection: spotlight on PKG. Br J Pharmacol. 152, 833-834.

Cohen MV, Yang XM, Downey JM (2008): Acidosis, oxygen, and interference with mitochondrial permeability transition pore formation in the early minutes of reperfusion are critical to postconditioning's success. Basic Res Cardiol. 103, 464-471.

Crompton M (1999): The mitochondrial permeability transition pore and its role in cell death. Biochem J. 341, 233-249.

De Paulis D, Chiari P, Teixeira G, Couture-Lepetit E, Abrial M, Argaud L, Gharib A, Ovize M (2013): Cyclosporine A at reperfusion fails to reduce infarct size in the in vivo rat heart. Basic Res Cardiol. 108, doi: 10.1007/s00395-013-0379-4.

Di Lisa F, Carpi A, Giorgio V, Bernardi P (2011): The mitochondrial permeability transition pore and cyclophilin D in cardioprotection. Biochim Biophys Acta. 1813, 1316-1322.

Gomez L, Paillard M, Thibault H, Derumeaux G, Ovize M (2008): Inhibition of GSK3beta by postconditioning is required to prevent opening of the mitochondrial permeability transition pore during reperfusion. Circulation. 117, 2761-2768.

Goodman MD, Koch SE, Fuller-Bicer GA, Butler KL (2008): Regulating RISK: a role for JAK-STAT signaling in postconditioning? Am J Physiol Heart Circ Physiol. 295, 1649-1656.

Griffiths EJ, Halestrap AP. (1993): Protection by Cyclosporin A of ischemia/reperfusion-induced damage in isolated rat hearts. J Mol Cell Cardiol. 25, 1461-1469.

Griffiths EJ, Halestrap AP (1995): Mitochondrial non-specific pores remain closed during cardiac ischaemia, but open upon reperfusion. Biochem J. 307, 93-98.

Halestrap AP, Clarke SJ, Javadov SA (2004): Mitochondrial permeability transition pore opening during myocardial reperfusion - a target for cardioprotection. Cardiovasc Res. 61, 372-385.

Hausenloy DJ, Maddock HL, Baxter GF, Yellon DM (2002): Inhibiting mitochondrial permeability transition pore opening: a new paradigm for myocardial preconditioning? Cardiovasc Res. 55, 534-543.

Hausenloy DJ, Tsang A, Yellon DM (2005): The reperfusion injury salvage kinase pathway: a common target for both ischemic preconditioning and postconditioning. Trends Cardiovasc Med. 15, 69-75.

Hausenloy DJ, Baxter G, Bell R, Botker HE, Davidson SM, Downey J, Heusch G, Kitakaze M, Lecour S, Mentzer R, Mocanu MM, Ovize M, Schulz R, Shannon R, Walker M, Walkinshaw G, Yellon DM (2010): Translating novel strategies for cardioprotection: the Hatter Workshop Recommendations. Basic Res Cardiol. 105, 677-686.

Hausenloy DJ, Boston-Griffiths EA, Yellon DM (2012): Cyclosporin A and cardioprotection: from investigative tool to therapeutic agent. Br J Pharmacol. 165, 1235-1245.

Heineke J, Ritter O (2012): Cardiomyocyte calcineurin signaling in subcellular domains: from the sarcolemma to the nucleus and beyond. J Mol Cell Cardiol. 52, 62-73.

Heusch G (2004): Postconditioning: old wine in a new bottle? J Am Coll Cardiol. 44, 1111-1112.

Heusch G, Boengler K, Schulz R (2008a): Cardioprotection: nitric oxide, protein kinases, and mitochondria. Circulation 118, 1915-1919.

Heusch G, Skyschally A, Gres P, van CP, Schilawa D, Schulz R (2008b): Improvement of regional myocardial blood flow and function and reduction of infarct size with ivabradine: protection beyond heart rate reduction. Eur Heart J. 29, 2265-2275.

Heusch G, Boengler K, Schulz R (2010): Inhibition of mitochondrial permeability transition pore opening: the holy grail of cardioprotection. Basic Res Cardiol. 105, 151-154.

Heusch G, Skyschally A, Schulz R (2011a): The in-situ pig heart with regional ischemia/reperfusion - ready for translation. J Mol Cell Cardiol. 50, 951-963.

Heusch G, Musiolik J, Gedik N, Skyschally A (2011b): Mitochondrial STAT3 activation and cardioprotection by ischemic postconditioning in pigs with regional myocardial ischemia/reperfusion. Circ Res. 109, 1302-1308.

Heusch G, Musiolik J, Kottenberg E, Peters J, Jakob H, Thielmann M (2012): STAT5 activation and cardioprotection by remote ischemic preconditioning in humans: short communication. Circ Res. 110, 111-115.

Heusch G (2013): Cardioprotection: chances and challenges of its translation to the clinic. Lancet. 381,166-175.

Hilfiker-Kleiner D, Hilfiker A, Fuchs M, Kaminski K, Schaefer A, Schieffer B, Hillmer A, Schmiedl A, Ding Z, Podewski E, Poli V, Schneider MD, Schulz R, Park J-K, Wollert KC, Drexler H (2004): Signal transducer and activator of transcription 3 is required for myocardial capillary growth, control of interstitial matrix deposition, and heart protection from ischemic injury. Circ Res. 95, 187-195.

Hilfiker-Kleiner D, Kaminski K, Podewski E, Bonda T, Schaefer A, Sliwa K, Forster O, Quint A, Landmesser U, Doerries C, Luchtefeld M, Poli V, Schneider MD, Balligand JL, Desjardins F, Ansari A, Struman I, Nguyen NQ, Zschemisch NH, Klein G, Heusch G, Schulz R, Hilfiker A, Drexler H (2007): A cathepsin D-cleaved 16 kDa form of prolactin mediates postpartum cardiomyopathy. Cell. 128, 589-600.

Hunter DR, Haworth RA (1976): Relationship between configuration, function, and permeability in calcium-treated mitochondria. J Bio Chem. 251, 5069-5077.

Ikeda Y, Miura T, Sakamoto J, Miki T, Tonno M, Kobayashi H, Ohori K, Takahashi A, Shimamoto K (2006): Activation of ERK and suppression of calcineurin are interacting mechanisms of cardioprotection afforded by delta-opioid receptor activation. Basic Res Cardiol. 101, 418-426.

Kim Y, Lee YI, Seo M, Kim SY, Lee JE, Youn HD, Kim YS, Juhnn YS (2009): Calcineurin dephosphorylates glycogen synthase kinase-3 beta at serine-9 in neuroblast-derived cells. J Neurochem. 111, 344-354.

Kokoszka JE, Waymire KG, Levy SE, Sligh JE, Cai J, Jones DP, MacGregor GR, Wallace DC (2004): The ADP/ATP translocator is not essential for the mitochondrial permeability transition pore. Nature. 427, 461-465.

Krauskopf A, Eriksson O, Craigen WJ, Bernardi P (2006): Properties of the per-meability transition in VDAC1(-/-) mitochondria. Biochim Biophys Acta. 1757, 590-595.

Lacerda L, Somers S, Opie LH, Lecour S (2009): Ischemic postconditioning protects against reperfusion injury via the SAFE pathway. Cardiovasc Res. 84, 201-208.

Lecour S (2009): Activation of the protective survivor activating factor enhancement (SAFE) pathway against reperfusion injury: Does it go beyond the RISK path? J Mol Cell Cardiol. 47, 32-40.

Leshnower BG, Kanemoto S, Matsubara M, Sakamoto H, Hinmon R, Gorman JH 3rd, Gorman RC (2008): Cyclosporine preserves mitochondrial morphology after myocardial ischemia/ reperfusion independent of calcineurin inhibition. Ann Thorac Surg. 86, 1286-92.

Li W, Handschumacher RE (2002): Identification of two calcineurin B-binding proteins: tubulin and heat shock protein 60. Biochim Biophys Acta. 1599, 72-81.

Lim SY, Davidson SM, Hausenloy DJ, Yellon DM (2007): Preconditioning and postconditioning: The essential role of the mitochondrial permeability transition pore. Cardiovasc Res. 75, 530-535.

Lowry OH, Rosebrough NJ, Farr AL, Randall RJ (1951): Protein measurement with the folin phenol reagent. J Biol Chem. 193, 265.

McCormick J, Barry SP, Sivarajah A, Stefanutti G, Townsend PA, Lawrence KM, Eaton S, Knight RA, Thiemermann C, Latchman DS, Stephanou A. (2006): Free radical scavenging inhibits STAT phosphorylation following in vivo ischemia/reperfusion injury. FASEB J. 20, 2115−2117.

Ni YG, Wang N, Cao DJ, Sachan N, Morris DJ, Rothermel BA, Hill JA (2007): FoxO transcription factors activate Akt and attenuate insulin signaling in heart by inhibiting protein phosphatases. Proc Natl Acad Sci USA. 104, 20517-20522.

Oliveira KA, Zecchin KG, Alberici LC, Castilho RF, Vercesi AE (2008): Simvastatin inducing PC3 prostate cancer cell necrosis mediated by calcineurin and mitochondrial dysfunction. J Bioenerg Biomembr. 40, 307-314.

Ovize M, Baxter GF, Di Lisa F, Ferdinandy P, Garcia-Dorado D, Hausenloy DJ, Heusch G, Vinten-Johansen J, Yellon DM, Schulz R (2010): Postconditioning and protection from reperfusion injury: where do we stand? Cardiovasc Res. 87, 406-423.

Pfeffer LM, Mullersman JE, Pfeffer SR, Murti A, Shi W, Yang CH (1997): STAT3 as an adapter to couple phosphatidylinositol 3-kinase to the IFNAR1 chain of the type I interferon receptor. Science. 276, 1418-1420.

Phillips D, Reilley MJ, Aponte AM, Wang G, Boja E, Gucek M, Balaban RS (2010): Stoichiometry of STAT3 and mitochondrial proteins: Implications for the regulation of oxidative phosphorylation by protein-protein interactions. J Biol Chem. 285, 23532-23536.

Piot C, Croisille P, Staat P, Thibault H, Rioufol G, Mewton N, Elbelghiti R, Cung TT, Bonnefoy E, Angoulvant D, Macia C, Raczka F, Sportouch C, Gahide G, Finet G, Andre-Fouet X, Revel D, Kirkorian G, Monassier J-P, Derumeaux G, Ovize M (2008): Effect of cyclosporine on reperfusion injury in acute myocardial infarction. N Engl J Med. 359, 473-481.

Qiu H, Lizano P, Laure L, Sui X, Rashed E, Park JY, Hong C, Gao S, Holle E, Morin D, Dhar SK, Wagner T, Berdeaux A, Tian B, Vatner SF, Depre C (2011): H11 kinase/heat shock protein 22 deletion impairs both nuclear and mitochondrial functions of STAT3 and accelerates the transition into heart failure on cardiac overload. Circulation. 124, 406-415.

Schwartz Longacre L, Kloner RA, Arai AE, Baines CP, Bolli R, Braunwald E, Downey J, Gibbons RJ, Gottlieb RA, Heusch G, Jennings RB, Lefer DJ, Mentzer RM, Murphy E, Ovize M, Ping P, Przyklenk K, Sack MN, Van der Heide RS, Vinten-Johansen J, Yellon DM (2010): New horizons in cardioprotection: Recommendations from the 2010 National Heart, Lung, and Blood Institute Workshop. Circulation. 124, 1172-1179.

Sharov VG, Todor A, Khanal S, Imai M, Sabbah HN (2007): Cyclosporine A attenuates mitochondrial permeability transition and improves mitochondrial respiratory function in cardiomyocytes isolated from dogs with heart failure. J Mol Cell Cardiol. 42, 150-158.

Skyschally A, Schulz R, Heusch G (1993): CORDAT II: a new program for data acquisition and on-line calculation of hemodynamic and regional myocardial dimension parameters. Comput Biol Med. 23, 359-367 .

Skyschally A, van Caster P, Iliodromitis EK, Schulz R, Kremastinos DT, Heusch G (2009a): Ischemic postconditioning - experimental models and protocol algorithms. Basic Res Cardiol. 104, 469-483.

Skyschally A, van Caster P, Boengler K, Gres P, Musiolik J, Schilawa D, Schulz R, Heusch G (2009b): Ischemic postconditioning in pigs: no causal role for RISK activation. Circ Res. 104, 15-18.

Skyschally A, Schulz R, Heusch G (2010): Cyclosporine A at reperfusion reduces infarct size in pigs. Cardiovasc Drugs Ther. 24, 85-87.

Staat P, Rioufol G, Piot C, Cottin Y, Cung TT, L'Huillier I, Aupetit J-F, Bonnefoy E, Finet G, Andre-Fouet X, Ovize M (2005): Postconditioning the human heart. Circulation. 112, 2143-2148.

Szczepanek K, Chen Q, Derecka M, Salloum FN, Zhang Q, Szelag M, Cichy J, Kukreja RC, Dulak J, Lesnefsky EJ, Larner AC (2011): Mitochondrialtargeted signal transducer and activator of transcription (STAT3) protects against ischemia-induced changes in the electron transport chain and the generation of reactive oxygen species. J Biol Chem. 286, 29610-29620.

Thibault H, Piot C, Staat P, Bontemps L, Sportouch C, Rioufol G, Cung TT, Bonnefoy E, Angoulvant D, Aupetit JF, Finet G, Andre-Fouet X, Macia JC, Raczka F, Rossi R, Itti R, Kirkorian G, Derumeaux G, Ovize M (2008): Long-term benefit of postconditioning. Circulation. 117, 1037-1044.

Thielmann M, Kottenberg E, Kleinbongard P, Wendt D, Gedik N, Pasa S, Price V, Tsagakis K, Neuhäuser M, Peters J, Jakob H, Heusch G (2013): Cardioprotective and prognostic effects of remote ischaemic preconditioning in patients undergoing coronary artery bypass surgery: a single-centre randomised, double-blind, controlled trial. Lancet. 382, 597-604.

Wang HG, Pathan N, Ethell IM, Krajewski S, Yamaguchi Y, Shibasaki F, McKeon F, Bobo T, Franke TF, Reed JC (1999): Ca2+-induced apoptosis through calcineurin dephosphorylation of BAD. Science. 284, 339-343.

Wegrzyn J, Potla R, Chwae YJ, Sepuri NB, Zhang Q, Koeck T, Derecka M, Szczepanek K, Szelag M, Gornicka A, Moh A, Moghaddas S, Chen Q, Bobbili S, Cichy J, Dulak J, Baker DP, Wolfman A, Stuehr D, Hassan MO, Fu XY, Avadhani N, Drake JI, Fawcett P, Lesnefsky EJ, Larner AC (2009): Function of mitochondrial Stat3 in cellular respiration. Science. 323, 793-797.

Woetmann A, Nielsen M, Christensen ST, Brockdorff J, Kaltoft K, Engel AM, Skov S, Brender C, Geisler C, Svejgaard A, Rygaard J, Leick V, Odum N (1999): Inhibition of protein phosphatase 2A induces serine/threonine phosphorylation, subcellular redistribution, and functional inhibition of STAT3. Proc Natl Acad Sci USA. 96, 10620-10625.

Xuan YT, Guo Y, Zhu Y, Wang OL, Rokosh G, Bolli R (2007): Endothelial nitric oxide synthase plays an obligatory role in the late phase of ischemic preconditioning by activating the protein kinase C epsilon p44/42 mitogen-activated protein kinase pSer-signal transducers and activators of transcription1/3 pathway. Circulation. 116, 535–544.

Yellon DM, Hausenloy DJ (2007): Myocardial reperfusion injury. N Engl J Med. 357, 1121-1135.

Zhao Z-Q, Corvera JS, Halkos ME, Kerendi F, Wang N-P, Guyton RA, Vinten-Johansen J (2003): Inhibition of myocardial injury by ischemic postconditioning during reperfusion: comparison with ischemic preconditioning. Am J Physiol Heart Circ Physiol. 285, H579–H588.

Die wesentlichen Teile dieser Arbeit sind publiziert worden in:

Heusch G, Musiolik J, **Gedik N**, Skyschally A (2011): Mitochondrial STAT3 activation and cardioprotection by ischemic postconditioning in pigs with regional myocardial ischemia/reperfusion. Circulation Research 109,1302-1308.

Gedik N, Heusch G, Skyschally A (2013):

Infarct size reduction by cyclosporine A at reperfusion involves inhibition of the mitochondrial permeability transition pore but does not improve mitochondrial respiration. Arch Med Sci. 9, 968-975.